みんなちがって、それでいい！

脳(のう)のはたらきとニューロダイバーシティ

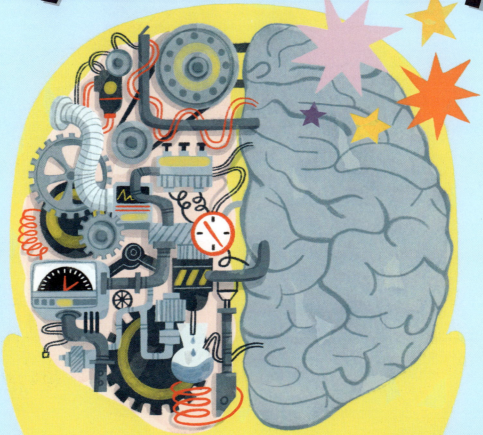

ルイーズ・グッディング 著
岡田 俊、林(高木)朗子 日本語版監修
上原 昌子 訳

東京書籍

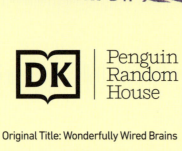

Original Title: Wonderfully Wired Brains

Text copyright © Louise Gooding 2023
Layout and design © 2023 Dorling Kindersley Limited

Japanese translation rights arranged with
Dorling Kindersley Limited, London
through Fortuna Co., Ltd. Tokyo.

For sale in Japanese territory only.

Printed and bound in China

www.dk.com

翻訳協力	株式会社トランネット https://www.trannet.co.jp/
DTP	株式会社リリーフ・システムズ
装幀	中﨑ゆう(東京書籍)
カバー印刷	株式会社リーブルテック

みんなちがって、それでいい!
脳(のう)のはたらきとニューロダイバーシティ

2024年11月5日　第1刷発行

著者	ルイーズ・グッディング
日本語版監修者	岡田 俊(おかだ たかし)、林(高木)朗子(はやし(たかぎ)あきこ)
訳者	上原昌子(うえはら まさこ)

発行者	渡辺能理夫
発行所	東京書籍株式会社
	〒114-8524　東京都北区堀船2-17-1
	電話　03-5390-7531(営業)　03-5390-7515(編集)

ISBN 978-4-487-81730-6 C0047 NDC490
Japanese Translation Text ©2024 Tokyo Shoseki Co., Ltd.
All Rights Reserved.
Printed (jacket) in Japan
出版情報　https://www.tokyo-shoseki.co.jp

禁無断転載。乱丁・落丁の場合はお取替えいたします。

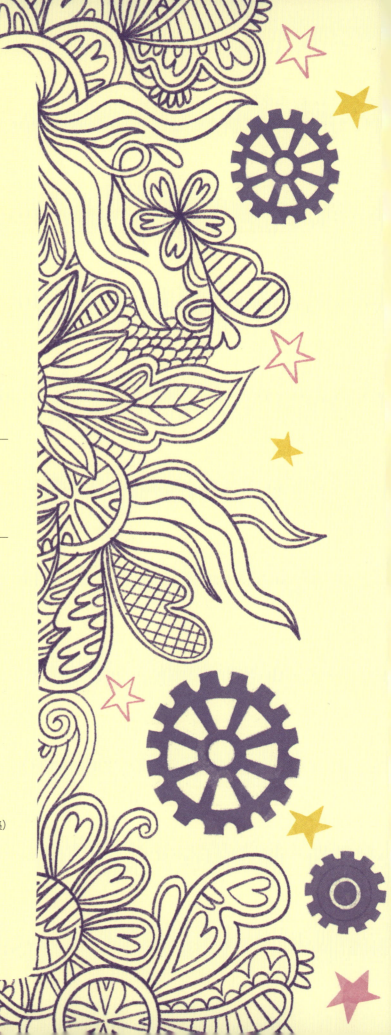

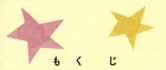
目次

- 04 みんな、こんにちは！

すばらしい働きをする脳

- 08 脳の世界
- 10 脳ってすごい
- 12 脳科学
- 14 脳の基本とつくり
- 16 脳の部分とその働き
- 18 脳と感情
- 20 メッセージの伝達
- 22 神経伝達物質とホルモン
- 24 脳と体
- 26 これ、どういう意味？

さまざまな個性のある脳

- 30 だれもがオンリーワン
- 32 シンボルマークと適切な言葉
- 34 マスキング
- 36 自閉スペクトラム症（ASD）
- 40 注意欠如多動症（ADHD）
- 44 発達性協調運動症（DCD）
- 48 ディスレクシア
- 52 共感覚
- 53 ディスカリキュラ ディスグラフィア
- 54 聴覚情報処理障害（APD）と言語症
- 56 睡眠障害
- 58 不安症
- 59 うつ病
- 60 強迫症（OCD）
- 61 双極症
- 62 チック症
- 64 てんかん発作とてんかん
- 65 脳性麻痺（CP）

"ちょっと個性的な脳"をめぐる歴史

- 68 ニューロダイバーシティの歴史
- 72 歴史に残る、すばらしい脳の持ち主たち
- 76 現代の考え方と変化

"ちょっと個性的な脳"を持つ人たち

- 80 ケリー・バーネル
- 81 リアン・チュウ
- 82 エヴィー・メグ・フィールド マイケル・フェルプス
- 84 ハーシュ・ソングラ
- 85 オスモ・タピオ・ライハラ
- 86 スティーヴン・ウィルシャー
- 87 ジョナサン・ヴァン・ネス

- 88 脳のメンテナンスをしよう
- 90 これは始まり、終わりじゃない

- 92 用語集
- 94 索引
- 96 おわりに

みんな、こんにちは！

わたしは、この本を書いたルイーズ。ほかのだれとも違う"ちょっと個性的な脳"の持ち主なんだ！ わたしの脳の個性は、ADHD（注意欠如多動症）とつながってるんだって。脳は、自分が好きなこと・きらいなこと・こわいこと、自分の記憶・考え・気持ちとも、深い関係があるんだ。つまり、わたしを"わたし"らしくしているのは、わたし自身の脳だってこと。

これ、わたしの本物の脳じゃないけどね！

わたしの飼ってるハムスター、コラライン

わたしの考えることは、時々、あっちに飛んだりこっちに飛んだり。忙しく動き回るリスみたい。

だれもが脳を持っている。でも、脳がどのように働いているのか、なぜそのように働くのか、そして、"ちょっと個性的な脳"の働き方は、ほか人たちの脳とどのように少し違うのか、知っているかな？ わたしは、自分の脳のことやそのしくみについて、いろいろ考えているんだ。

脳についてもっと知りたい？ わたしも！

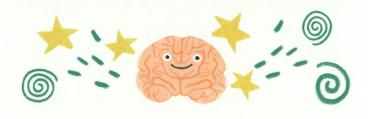

わたしは目新しいものに
つい気を取られる。心の中に、
キラキラしたものが好きな鳥が
住んでるのかも！

この世の中に、わたしとまったく
同じ脳を持つ人って、いるのかな？
たぶん、そんな人はいない。もちろん、あなたとまったく同じ脳を持っている人もいないよ。わたしたちは、ほかの人たちと共通点がたくさんあるけれど、脳の働き方は、一人ひとりみんな違うんだよ。

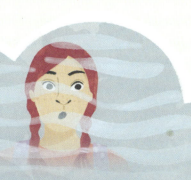

頭に霧がかかったみたいになって、
集中できなくなることもあるんだ。

この本は、いろんなことを不思議に思う人、ものごとを深く考える人、なんでも知りたい人、さまざまなことに興味がある人のために書いたもの。そして、わたしみたいに"ちょっと個性的な脳"を持つ人、自分はひとりぼっちだと感じている人、本当のことをもっと知りたい人、人間の脳のすばらしい世界に「すごいなぁ」って拍手を送りたい人、そんなすべての人たちに読んでほしい本なんだ。

これから、
わたしたちがどれほど似ていて、
どれほど違っているか、
紹介していくね。

さあ、脳の秘密を調べに行こう！

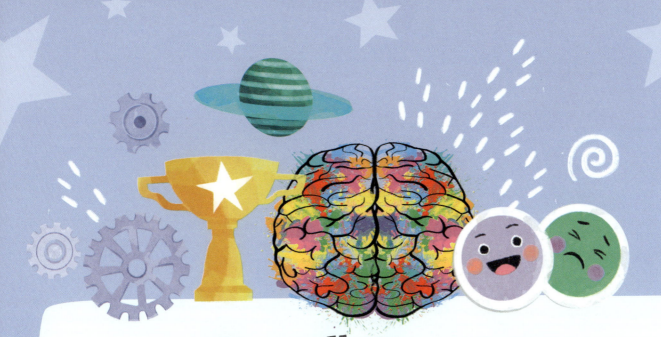

すばらしい働(はたら)きをする脳(のう)

すばらしい働きをする脳

脳の世界

では、基本的なことから。わたしたちはみな、脳を持っている。正確にいえば、ほとんどの生き物は脳を持っているけれど、それぞれの脳はみんな違うし、脳の働き方も違うんだ。ものすごく大きな脳を持っている生き物もいれば、ものすごく小さな脳を持つ生き物もいる。めずらしい形の脳を持つ生き物もいるし、2つ以上の脳を持つものだっているんだよ！

イカの脳は、ドーナツの形をしていて、その中心のあなを通るように、管（食べたものが通る食道）があるんだ。

イカの脳

ヒルには、なんと32個の脳があるよ！　人間にそんなにたくさんの脳があったら、どんなことができるか、想像してごらん……

8

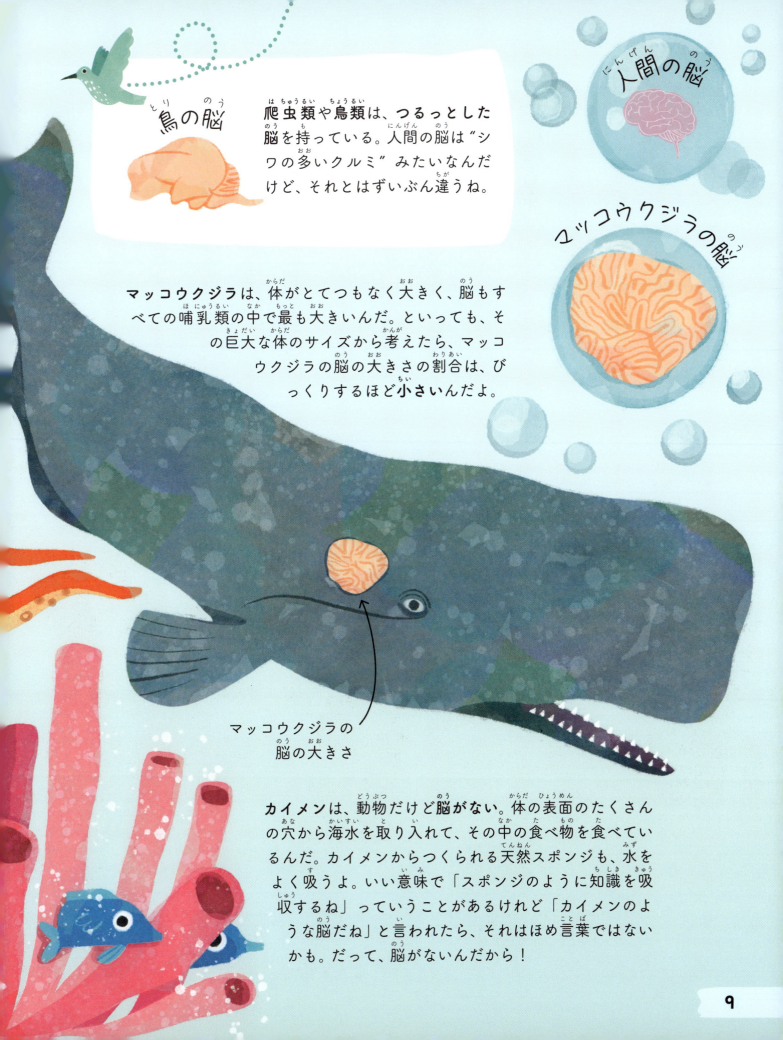

鳥の脳

爬虫類や鳥類は、つるっとした脳を持っている。人間の脳は"シワの多いクルミ"みたいなんだけど、それとはずいぶん違うね。

人間の脳

マッコウクジラの脳

マッコウクジラは、体がとてつもなく大きく、脳もすべての哺乳類の中で最も大きいんだ。といっても、その巨大な体のサイズから考えたら、マッコウクジラの脳の大きさの割合は、びっくりするほど小さいんだよ。

マッコウクジラの脳の大きさ

カイメンは、動物だけど脳がない。体の表面のたくさんの穴から海水を取り入れて、その中の食べ物を食べているんだ。カイメンからつくられる天然スポンジも、水をよく吸うよ。いい意味で「スポンジのように知識を吸収するね」っていうことがあるけれど「カイメンのような脳だね」と言われたら、それはほめ言葉ではないかも。だって、脳がないんだから！

すばらしい働きをする脳

脳ってすごい

この本では、びっくりするほどすごい働きをする人間の脳について見ていくよ。すべての人間が一人ひとり違うように、人間の脳も一人ひとり違う。世界中を見渡しても、ほかのだれかとまったく同じ脳はないんだ。

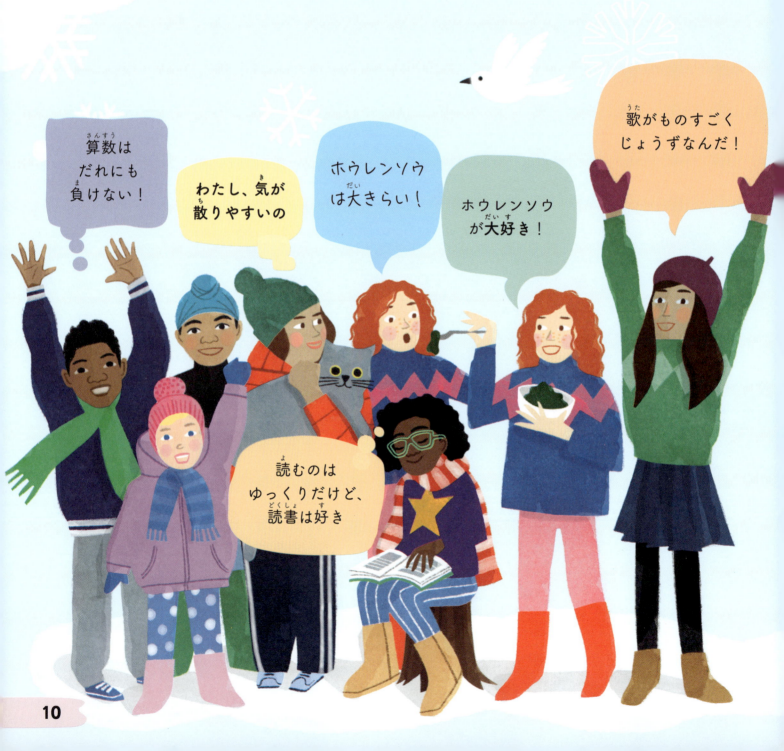

脳の見た目はだいたい同じ
ピンクがかった灰色で、豆腐のようにやわらかい。見た目はみんなそんな感じだけど、その働きはちょっとずつ違うんだよ。

脳は信じられないほどすごいことをする
脳は、考えたり、感じたり、その人の意見、性格、好ききらいなどをつくり出したりするんだ。そして「何をしたほうがいいか」「何をしてはいけないか」を教えてくれるのも脳なんだ。すべての脳が、その脳だけの特別な働き方をして、わたしたち一人ひとりの"わたしらしさ"をつくり出しているんだよ。

脳は一つひとつ違う。雪の結晶みたいにね！

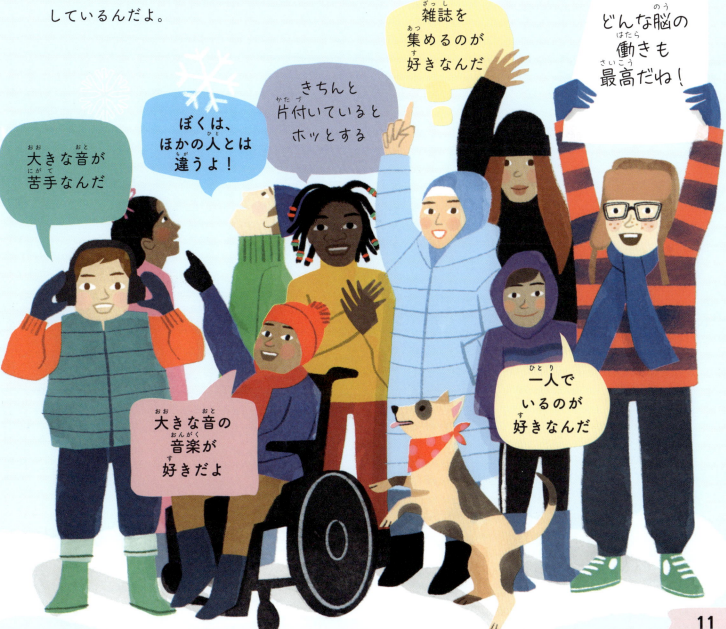

大きな音が苦手なんだ

ぼくは、ほかの人とは違うよ！

きちんと片付いているとホッとする

雑誌を集めるのが好きなんだ

どんな脳の働きも最高だね！

大きな音の音楽が好きだよ

一人でいるのが好きなんだ

すばらしい働きをする脳

脳科学

脳のつくりや働きについては、脳科学という学問が教えてくれるんだ。今から脳の話をするんだけど、ちょっと難しい言葉が出てくるかもしれないよ。「脳科学」「ニューロン」「脳葉」「大脳」「ニューロダイバーシティ」……おっとっと！　一度にたくさん言われても、何のことかわからないよね。一つずつゆっくりみていこう。

脳ってすごいね！
わたしたちの体の中で起こっている
いろいろなことを任されているんだよ。

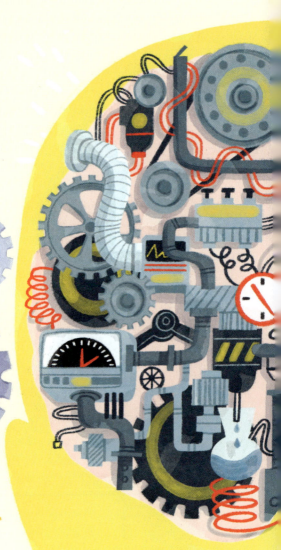

脳はコンピュータにたとえられることがある。どちらにも、計算したり、情報を処理したり、データを保存したりするしくみがあるからね。でも、脳はどんなコンピュータやソフトウエアよりも、**はるかに複雑で、わからないことだらけ**なんだ。だから、科学者たちは脳について今も研究し続けているんだよ。

宇宙物理学者のフランコ・バッツァと神経外科医のアルベルト・フェレッティは、人間の脳の中で神経がつながりあう様子と、銀河や恒星などの、宇宙のつながりを比べた。この2つは大きさがとてつもなく違うけれど、宇宙が謎に包まれているように、脳の中には、わかっていないことや調べるべきことがまだまだたくさんあるってことがわかったんだ。

脳について、これまでにわかっていること。それは、体中に送られる、生きていくために大切なメッセージや信号を、脳がコントロールしているってことなんだ。このような信号によって、心臓が動いたり、呼吸を続けたり、食べたものを消化したり、筋肉の動きをコントロールしたりしているんだよ。

脳は感覚もつかさどっている。見る・聞く・味わう・さわる・（においを）嗅ぐといったことを通して、いろいろな感覚を生み出しているのは、脳なんだ。好ききらいや性格、コミュニケーション能力、体の動き、考え、記憶なども、脳が担っているんだよ！

脳の中をのぞいてみよう！

すばらしい働きをする脳

脳の基本とつくり

脳は、シワのある謎の多い器官で、頭蓋骨に守られている。脳にはいろいろな場所があって、さまざまな情報を処理したり、次に回したりすることによって、その人の体の反応や行動のしかたが決まるんだ。脳は、一人ひとり少し違う働き方をする──そのおかげで、人はそれぞれ、自分らしい"自分"になっているんだよ！

大脳

小脳　脳幹

脳のおもな3つの部分

脳の表面には、シワがあってでこぼこしている。だから、見た目は、ピンクがかった灰色をした大きなクルミみたいなんだ。脳は、大きく分けると、**大脳・小脳・脳幹**という、3つの部分で成り立っているよ。

人間の赤ちゃんの脳にシワが現れるのは、お母さんのお腹の中に赤ちゃんができて20週を過ぎたころからだよ。

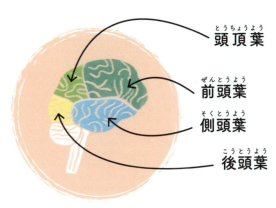

大脳

大脳は脳の最も大きな部分で、その表面を薄くおおう層は大脳皮質っていうよ。大脳皮質は、4つの部分（脳葉）に分けられ、それぞれが違う働きをしているよ。

前頭葉は「考える」という働きの中心となる場所で、「感情をコントロールする」「話す」などの働きも担っている。「問題を解決する」「計画を立てる」のもここなんだ。前頭葉が、あなたを"あなた"らしくしているんだよ。

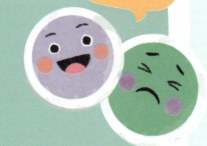

頭頂葉は、体性感覚（さわって得られる、手ざわり・温度・痛みや、関節の位置の感覚など）に関わる情報を処理している。たとえば、あなたがひざをぶつけたかどうかがわかるのも、頭頂葉の仕事なんだ。また、計算や言語（言葉）の処理も担当しているよ。

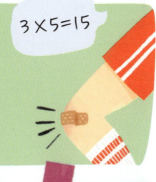

後頭葉は、わたしたちが目で見たものの形や色などの情報を理解するのに役立っているんだ。

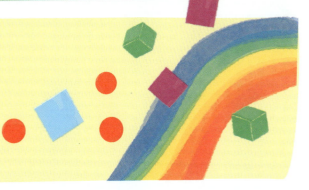

側頭葉は、知覚した経験と記憶を結びつける手助けをしている。たとえば、紙で指を切ってしまった"痛み"、泣き声の"音"、チョコレートの"味"、鳥が飛ぶ"景色"、ある花の"におい"、といったものだよ。

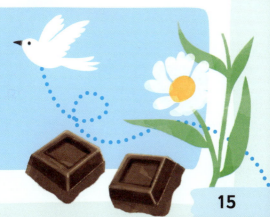

すばらしい働きをする脳

脳の部分とその働き

脳の3つのおもな部分のうち、大脳についてはちょっとわかってきたね（p.15を見てね）。今度は、脳のほかの2つの部分、小脳と脳幹がどんな働きをしているのか、見ていこう。

小脳

小脳は、大脳のすぐ後ろにあって、大脳が小さくなったような見た目をしている。小脳は、体のバランスや、筋肉の動きの協調（別々の動きを一つにまとめて、なめらかに動かすこと）や、姿勢など、人間の運動をコントロールしているんだよ。

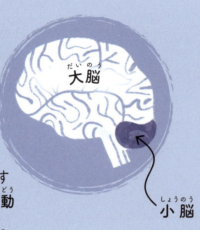
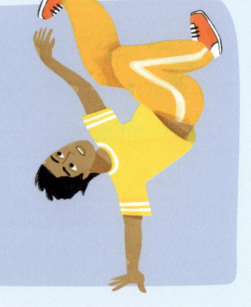

脳幹

脳幹は、大脳と小脳を脊髄（脳から背中の下の方まで伸びる長い神経の管）につなげている。そして、脳から体へ、体から脳へと、メッセージを受け渡す役割を果たしているんだ。

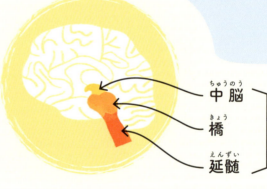

脳幹には3つの部分がある。上からそれぞれ中脳、橋、延髄というよ。脳幹は、呼吸・体温調節・心拍・睡眠・食べ物を飲み込むこと・消化・咳・まばたきなど、自分では意識さえしない自律機能（自動でおこなわれる体の働き）を助けているんだ。

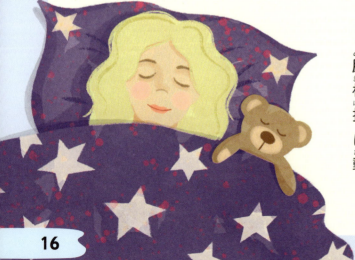

脳は、左右半分ずつに分けられる。
この2つの部分は、脳梁とよばれる"連絡橋"で
つながっているよ。

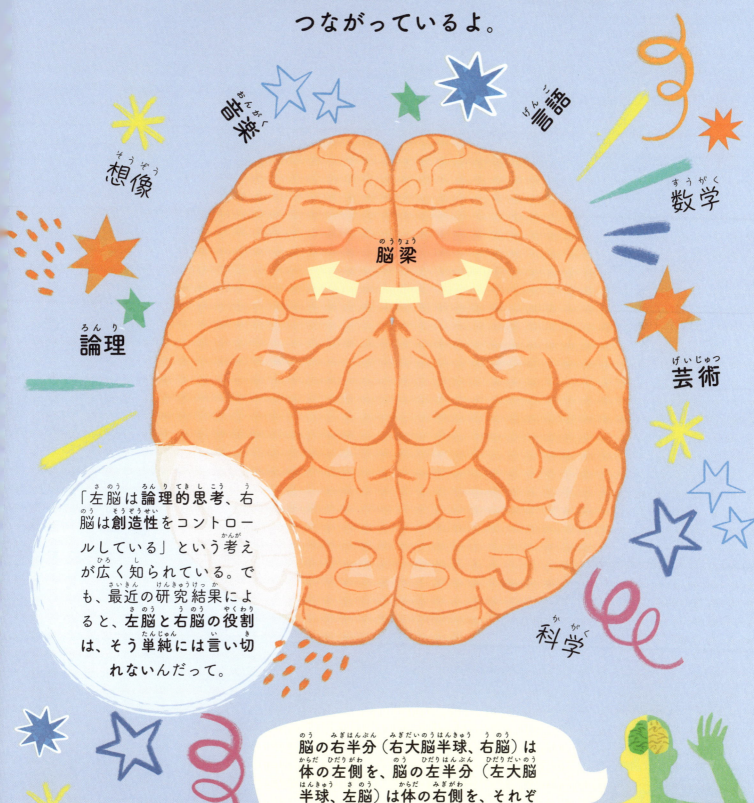

「左脳は論理的思考、右脳は創造性をコントロールしている」という考えが広く知られている。でも、最近の研究結果によると、左脳と右脳の役割は、そう単純には言い切れないんだって。

脳の右半分（右大脳半球、右脳）は体の左側を、脳の左半分（左大脳半球、左脳）は体の右側を、それぞれコントロールしているんだ。

すばらしい働きをする脳

脳と感情

大脳辺縁系は、大脳の奥深くにあって、感情や記憶や「本能」（生まれつき備わっている、行動や反応や考え方）などをコントロールしている。毎日の行動の中で、あなたが必ず経験していることに深く関わっているんだ！

おもな働き

大脳辺縁系には、おもに次の3つの働きがあるよ。

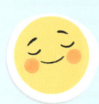
感情に関わる働き
楽しい・悲しい・こわいなど、いろいろなできごとに反応して起こる気持ちをコントロールする。

記憶に関わる働き
物事を覚えたり、それを思い出したりするのを手助けする。

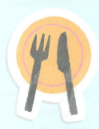
本能に関わる働き
「お腹が空いた」「眠い」など、人間が生まれつき持つ「本能」をコントロールする。

大脳辺縁系は、脳幹の真上にあり、たくさんの部分で形作られている。でも、どこまでを辺縁系に含めるかについては、科学者の間で意見が分かれているんだ。ここでは、だれもが大脳辺縁系の一部と認める海馬と扁桃体、そして大脳辺縁系に含むこともある視床と視床下部について見ていこう。

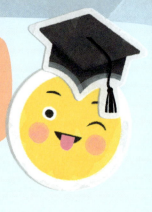

記憶がはじめに
つくられる
ところだよ！

海馬

海馬は、短期記憶（数秒～数分間の記憶）を蓄えながら、あなたの"長期記憶用の倉庫"（大脳皮質）へ信号を送っているよ。長期記憶（数日～一生の記憶）ができるか、それとも忘れてしまうかは、海馬と大脳皮質、それ以外の脳領域の働き具合で決まるんだ。

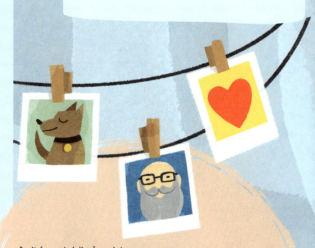

記憶と感情は深くつながっている。たとえば、新しい子犬と初めて会ったときのうれしさとか、たくさんの人の前で転んだときのはずかしさとか、あなたが、あるできごとに対して強く感じたとき、そのできごとを記憶する可能性が高くなるんだ。

視床

さわる・聞く・味わう・見るなどして得られた、ほとんどすべての感覚情報は、この視床を通っているんだ。視床は、注意力をコントロールしたり、体の動きに関わる信号を体中に伝えたりもしているよ。

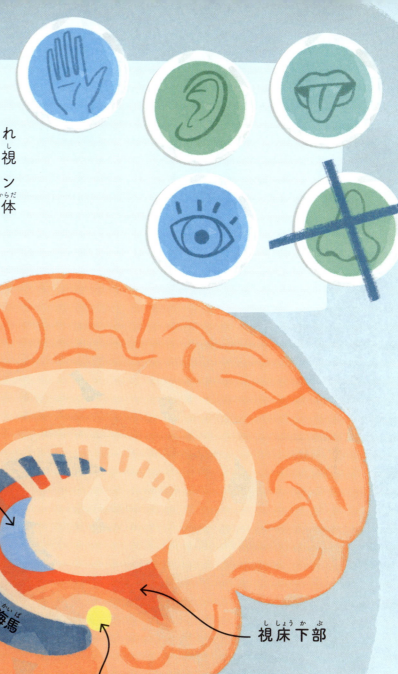

扁桃体

脳内にある、この小さな部分は、不安や恐れといった感情を処理するよ。

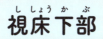

視床下部

ここは、心拍や呼吸などの自律機能をコントロールしている。あなたが「お腹が空いた」「のどが渇いた」「疲れた」という状態のときに、ホルモン（p.22〜23を見てね）を出して、あなたにそれを教えてくれるんだよ。

すばらしい働きをする脳

メッセージの伝達

わたしたちの脳は、たえず、情報を送ったり、受け取ったりしている。では、脳のある部分から別の部分へ、脳はどうやってメッセージを伝えているんだろう？そして、このようなメッセージは、体の中をどうやって移動しているんだろう？

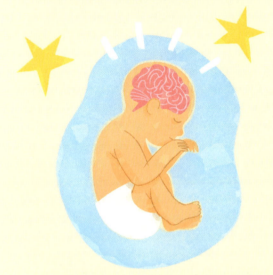

優秀な脳細胞

脳には、たくさんの脳細胞がつまっている。これらの細胞は、わたしたちの好ききらいを決めているし、「やるべきこと」「やるべきではないこと」を教えてくれる。あなたが生まれたときにはすでに、あなたの脳には、一生持ち続ける脳細胞のほとんどが入っているんだよ。ニューロンだけで約1000億個、グリア細胞の数はその10倍以上だって！

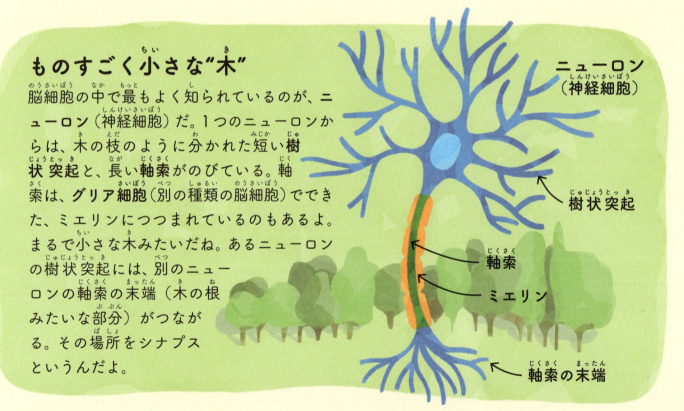

ものすごく小さな"木"

脳細胞の中で最もよく知られているのが、ニューロン（神経細胞）だ。1つのニューロンからは、木の枝のように分かれた短い樹状突起と、長い軸索がのびている。軸索は、グリア細胞（別の種類の脳細胞）でできた、ミエリンにつつまれているのもあるよ。まるで小さな木みたいだね。あるニューロンの樹状突起には、別のニューロンの軸索の末端（木の根みたいな部分）がつながる。その場所をシナプスというんだよ。

あなたの脳には、世界中の人の数よりもたくさんのニューロンがあるんだよ。

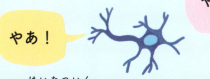
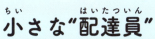

小さな"配達員"

ニューロンの仕事は、情報を伝えること。脳を出入りするメッセージをリレーして伝えている。メッセージは、あるニューロンから別のニューロンへ、2つがつながるシナプスを通して伝達される。たくさんのニューロンの間で、それがくり返されていくんだよ。

あなたが自分の指を動かそうと思うとき、あなたの脳のニューロンからあなたの体へメッセージが伝わる。そして、そのメッセージが「指を動かして」と体に教えるんだよ。

ニューロンはたがいにどうやって"話"をしているんだろう？

実は、電気を使っているんだ！脳細胞はものすごく小さな量の電気を生み出していて、この電気信号が、脳細胞どうしの間でメッセージの受け渡しをしているんだよ。

あなたが指を動かしている間、ものすごい数のニューロンが、そのメッセージの伝達に関わっているんだ！

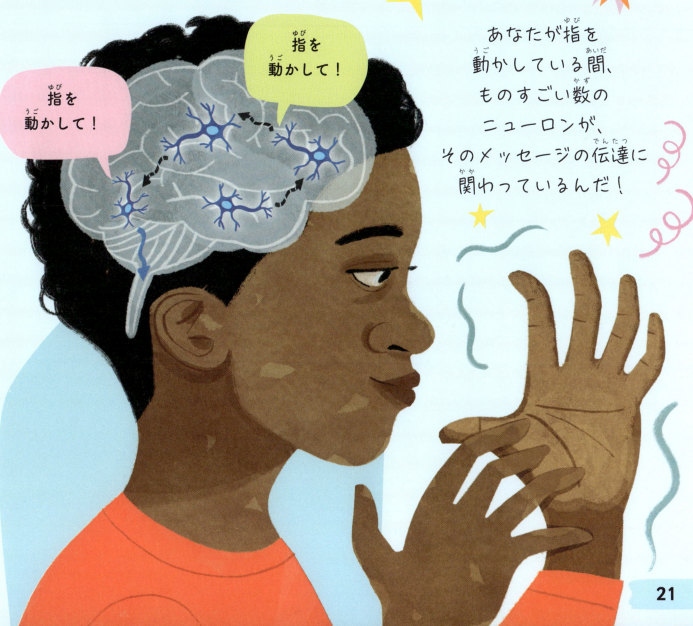

すばらしい働きをする脳

神経伝達物質とホルモン

脳の中では、さまざまな種類の化学物質が分泌（細胞から外へ放出）され、わたしたちの考え方、感じ方、行動や反応のしかたに影響を与えているんだ。眠りにつかせたり、いつ目覚めるか教えたりする化学物質もある。これらの化学物質は、ニューロンどうしの情報のやり取りのためにシナプスで分泌される場合、「神経伝達物質」とよばれる。同じ化学物質でも、ニューロンから（または、内分泌腺という体の器官でつくられて）血液に分泌され、体中に送られて働く場合は、「ホルモン」とよばれるよ。

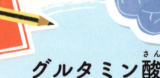

グルタミン酸

グルタミン酸は電気信号によってニューロンから分泌され、となりのニューロンに電気信号を生じさせる。これが次々と起こるしくみが強くなったり弱くなったりする働きが、学習に関係しているようだよ。

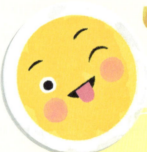

ドパミン

ドパミンは、幸福感を生み出す「脳の報酬系*」の中でとても大きな役割を果たしている。何かで興奮したり、楽しくなったりしたとき、脳内にドパミンが分泌されて、喜びを感じるんだよ。

*報酬系（脳内報酬系）：心地よい刺激によって喜びや意欲を引き起こす、脳内の神経回路（ニューロンのネットワーク）

ジェットコースターに乗るとき、スタート前にはワクワク、ドキドキ、ちょっと不安だったけど、乗り終わったとたん、喜びがドッとあふれたような経験はないかな？こうした興奮状態は「アドレナリンラッシュ」として知られているよ。

ワーッ！

22

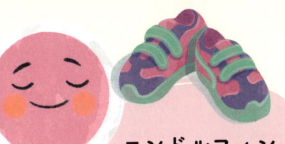

エンドルフィン

エンドルフィンは、気分の高まりや幸福感をもたらし、**天然の鎮痛剤**（痛みをやわらげる薬）の役目を果たす。運動しているときや笑っているときにも出るし、ケガをしたときなど、"幸せな気分"ではないときにも出るんだよ。

メラトニン

メラトニンは、**眠り**を誘うホルモンで、暗くなるとつくられて分泌されるんだ。

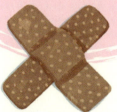

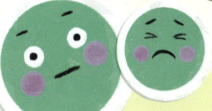

アドレナリン

神経伝達物質としてもホルモンとしても働く、アドレナリンは、緊張するような場面で体が**すばやく反応する**よう助けてくれる。大昔には、人間が肉食動物とたたかったり、逃げたりするのに役立っただろうね。

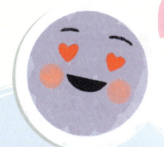

オキシトシン

神経伝達物質として働く、オキシトシンは、スキンシップの場面で大きな役割を果たしている。心を許せる人に抱きしめられたり、大切な人と握手したりしたとき、オキシトシンの量が増えるんだ。

大好き！

あなたの心拍を速くしているのは、アドレナリンだよ！

23

すばらしい働きをする脳

脳と体

脳のさまざまな部分は、体とどのように連携して働いているんだろう？ ある状況に対してどのように反応するかは、人によって違う可能性がある。それは、わたしたち一人ひとりの脳の個性と、その脳が情報をどう処理するかによって、決まるんだよ。

もし、あなたがクモを見たら、どうする？ みんなが同じ反応をするとは限らないよ。

「たたかう」か、それとも「逃げる」か？

家の洗面所で、大きなクモを見つけたら、どんなことが起こるだろう。その情報の信号があなたの大脳辺縁系を伝わり、血液中にアドレナリンが分泌されると、あなたはドキドキするかもしれない。「そのクモはこわがるべきものかどうか」については、前頭葉が判断する。そして「そのクモは危険じゃない」と判断されると、大脳辺縁系をしずめて落ち着かせるための信号が送られるだろう。でも、それが"本物の脅威"（生命の危険を感じるほど恐ろしいもの）と判断されたら、別の反応を起こす信号が送られるだろうね。

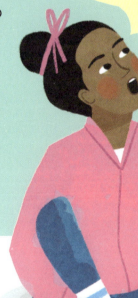

何、あれ？ わたしにかみついたりはしないと思うな

ある人は、ワクワク感が高まって（ドパミンの量もね！）、クモにものすごく興味がわいてくるだろう。

24

あなたの脳のあらゆる部分が、さまざまなたくさんの要素に影響されている。これらの要素には、睡眠や栄養など、コントロールできるものもあるけれど、自分ではどうにもならない要素もあるんだ。

"ちょっと個性的な脳"を持つ人

脳には、ほかの人と違う部分がだれにもあるけれど、その違いが大きい場合がある。一部の人たちは、非定型発達とよばれる、脳神経の発達が個性的な脳を持っていて、いろいろな状況に対して、その人独特の反応のしかたをするんだよ。

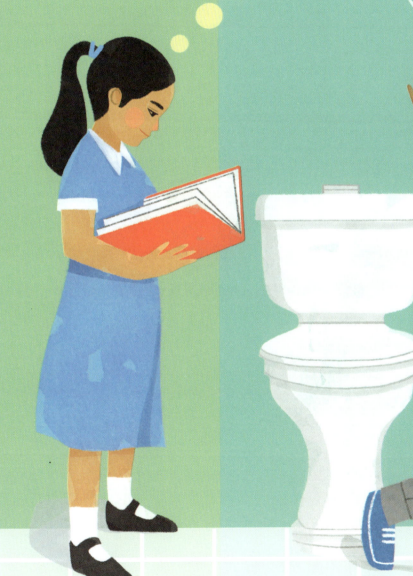

クモを見もしない、または、気づかない人もいるかもしれないね。その人の心は、ほかのことでいっぱいなんだ。

「こわい」という恐れが波のようにおそってきて、クモから思いきり速く走って逃げる反応をする人もいるかもね。

25

すばらしい働きをする脳

これ、どういう意味？

脳の働きは、人それぞれ違う。ここでは、脳の個性的な働き方について話すとき、使われる言葉について説明するよ。

さまざまな脳に関わる言葉

非定型発達

脳が個性的な発達をしていて、脳の働きが"典型的"ではない人たちのこと。自閉スペクトラム症（ASD）、発達性協調運動症（DCD）、注意欠如多動症（ADHD）といった神経発達症の人が含まれる。

定型発達

脳神経が通常の発達をしていて、脳の働きが"典型的"、つまり、大部分の人と同じような働きをする人たちのこと。

ニューロダイバーシティ

脳の多様性。つまり「わたしたちの脳は、すべて違いがあるし、それは個性だ」という考え。

"普通"って何？

ある人の"普通"は、別の人の"普通"とは違う──違ってたって悪くないんだよ！　一人ひとりが自分の世界で経験する行動や反応は、その人だけのもの。それがその人の"普通"なんだ。お医者さんなどの専門家は、診断や評価の指針にのっとって、わたしたちの長所や課題について評価したり、さまざまな能力を調べたりしているよ。

26

"ちょっと個性的な脳"になるのは、どうして？

非定型発達の大部分の人は、遺伝子の影響で、生まれつき"ちょっと個性的な脳"になっている。遺伝子は、体の細胞の中にある"その人の体をつくる設計図"なんだよ。

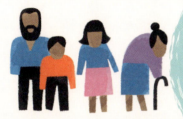

脳にダメージを受けたり、頭にケガをしたりした結果、"ちょっと個性的な脳"になることもあるよ。

ある人の神経系に関わる経験（何かに対する反応や行動など）が、通常見られる範囲に入らない場合、その人は"ちょっと個性的な脳"の持ち主と判断される。

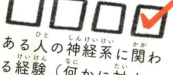

症状があるかどうかに関係なく、だれにもニューロダイバーシティはある。

だれにだって個性がある 特別なことじゃないよ！

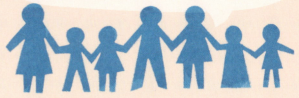

年齢、性別、人種にかかわらず、脳にはそれぞれ個性がある。

どんな年齢、性別、人種であっても、定型発達の可能性も、非定型発達の可能性もあるんだ。

もし、あらゆる人の脳が同じ働き方をし、全員の考えがまったく同じだとしたら、どう？

それは、アイスクリームの味がバニラだけの世界に住むのと同じだよ！

わたしたち全員の脳がまったく同じだったら、つまらない世界になるんじゃないかな？

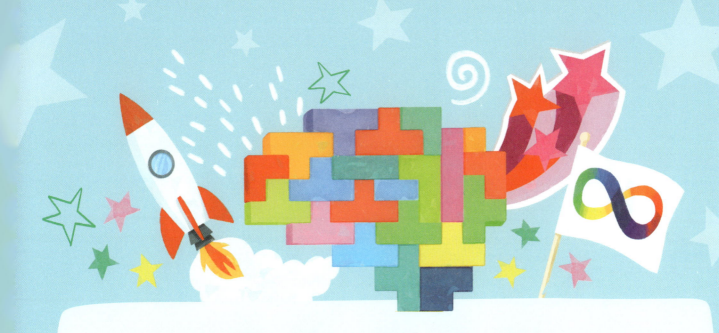

さまざまな個性のある脳

さまざまな個性のある脳

だれもが オンリーワン

わたしたちはだれでも、考え方、学び方、行動のしかたに違いがある。一人ひとりがまったく違うようにつくられているんだ。右のブロックのタワーのようにね！

スペクトラム

ニューロダイバーシティ（脳の多様性）は、スペクトラム（連続体）のようなもの。つまり、どんな人でも、下の図のように定型発達から非定型発達までの"はっきりした区切りのない連続する範囲"のどこかに位置付けられるということだよ。

定型発達　　　　　　　　　　　非定型発達

でも実は、こうした一つの"ものさし"を使って、だれかを表現するのは、とても難しい。だって、その人の性格や好ききらい、小さいときの育てられ方、遺伝、育った環境、援助やサポートなどのたくさんの要素があるんだから。このような"ものさし"は、その人の一つの面についていっているだけで、一人ひとりの人を表現するには、いろんな"ものさし"が必要なんだ。

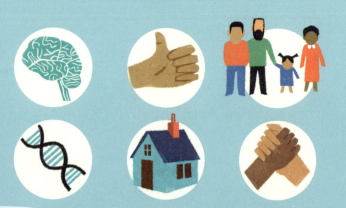

いろいろな"わたしらしさ"

おもちゃのブロックで作った作品を見てみよう。大きな作品もあれば、個性的な形の作品もある。色がいっぱいのカラフルな作品もある。その作品のすばらしさを説明するには、いろんな見方ができるんだ。わたしたちも同じ。わたしたちの"わたしらしさ"も、いろんなものさしで見てみると、バラエティー豊かでみんなステキだよ。

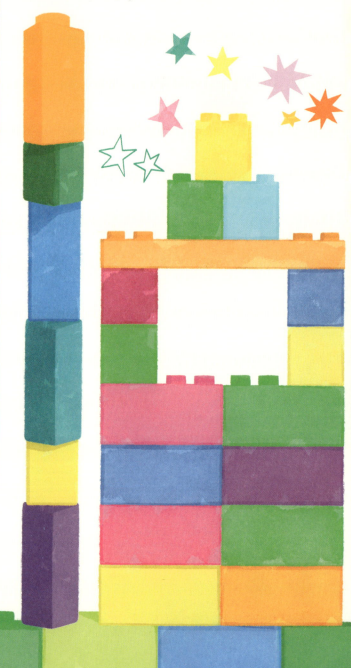

人がそれぞれ経験することは、その人だけのもの。
わたしたちの行動や、経験や性格やほかの人と違う点は、
すべて、わたしたちを構成する一部分なんだよ。

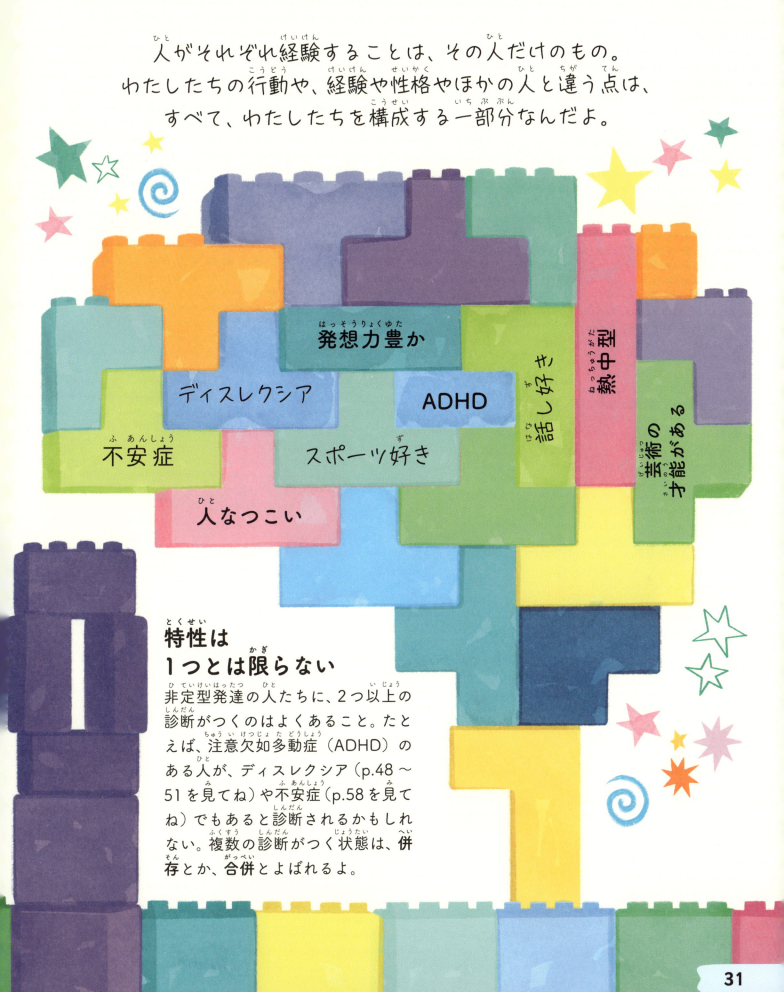

発想力豊か
ディスレクシア
ADHD
話し好き
熱中型
不安症
スポーツ好き
芸術の才能がある
人なつこい

特性は1つとは限らない

非定型発達の人たちに、2つ以上の診断がつくのはよくあること。たとえば、注意欠如多動症（ADHD）のある人が、ディスレクシア（p.48〜51を見てね）や不安症（p.58を見てね）でもあると診断されるかもしれない。複数の診断がつく状態は、**併存**とか、**合併**とよばれるよ。

31

さまざまな個性のある脳

シンボルマークと適切な言葉

世界的に最も知られ、認められている、ニューロダイバーシティのシンボルマークは、レインボーカラーのインフィニティ・シンボル、つまり、「無限大」を表す記号だよ。これは「わたしたちの脳の働きにはそれぞれ個性があり、その数は無限大（数え切れないほどたくさん）だ」ということを表していて、ニューロダイバーシティの考え方を知ってもらう活動を大切にして、応援するものなんだ。

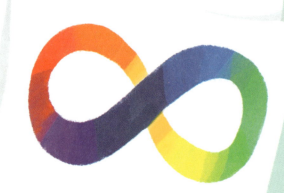

ASDは"パズル"？

自閉スペクトラム症（ASD）（p.36〜39を見てね）の人たちを表す、ジグソーパズルのピースを使ったシンボルマークを見たことがあるかもしれない。でも、このシンボルは、ASDである人たちのすべてが受け入れているわけじゃないんだ。

ジグソーパズルのピースは「ASDは複雑で、まったく同じもの（症状）がないけれど、ほかの人とつながれる可能性もある」ことを表している。だけど、パズルには「未完成」というイメージもあって、自分たちに対してそんな連想をされたらいやだなと思う人もたくさんいるんだよ。

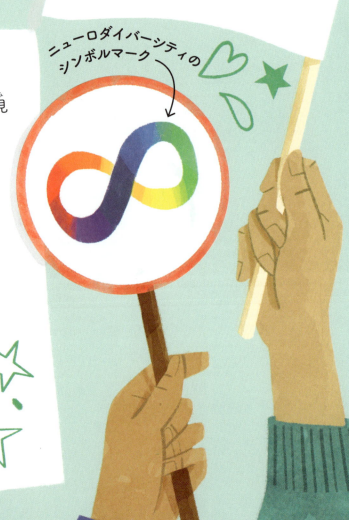

ニューロダイバーシティのシンボルマーク

適切な言葉を選ぼう

非定型発達の人は自分をどう表現してほしいんだろう? その人と診断名を直接結びつけて言うのは配慮がないという考え方がある。確かに「その人＝診断」ではなく、その人の一面だからね。でも、なかには診断名（脳の個性）ではっきり言ってほしい人もいるんだ。「背が高い」という個性なら普通に「あなたは背が高いね」っていうよね。だからわたしは同じように診断名でよべるようになってほしいし、よんでほしい。でも考えは一人ひとり違う。どう言ったらいいかは、その人の考えを大事にしよう。

前向きな言葉

難しい病気になったように感じる表現、たとえば、「ASDを患っている」みたいな言い方はすべきじゃない。診断名は、多くの非定型発達の人たちにとって、自分が感じている困難を表す言葉でもあるけれど、前向きなこともたくさん示してくれるものなんだよ。

脳の個性はだれにでもある。それはその人が持つ特徴の一つだよ

多くのASDの人たちにとって、ASDは自分の一部であり、特徴の一つであって、自分と切り離された部分じゃない。でも、すべての人がこの考えを受け入れているわけでもないんだ。一人ひとりが、自分をどう表現してほしいかは選べるんだよ。"ちょっと個性的な脳"の持ち主をどうよべばいいか、わからなかったら、本人に聞いてみるのがいいかもね。

ニューロダイバーシティについて、
わたしたちが話すときに使う言葉はとても重要だよ。
前向きな言葉が、どこか否定的な型にはまった考えを打ちくだき、
さまざまな個性を認め、受け入れて、仲間だと思えるようにしてくれるんだ。

- おおらか
- 思いやりがある
- 想像力がある
- 独創的
- 発想力豊か
- 優しい
- 素直
- ひたむき
- 陽気

さまざまな個性のある脳

マスキング

非定型発達の人たちは、身近にいる。けれど、みんなに教えるために「わたしは"ちょっと個性的な脳"の持ち主です」って、頭の上に大きな看板を出しているわけじゃない。実は、多くの非定型発達の人たちは、自分が仲間や友だちと違うところを隠して周りの人に合わせ、うまくやっているように見せる場合がある。これをマスキングっていうことがあるよ。

> ほかの人の声の調子やアクセントをそっくりマネする

> ほかの人とは違うくせや行動を隠しているよ

> マスキングってどんなもの？

違いを隠す"変装"

非定型発達の人たちのマスキングは、スーパーヒーローたちのマスクや仮面とはまったく違う。"ちょっと個性的な脳"を持つ人たちが、ほかの人とは違うところを隠そうとしてやることなんだ。その中のいくつかを紹介するね。

> 人と目を合わせるのが苦手なのに、あえて目を合わせようとする

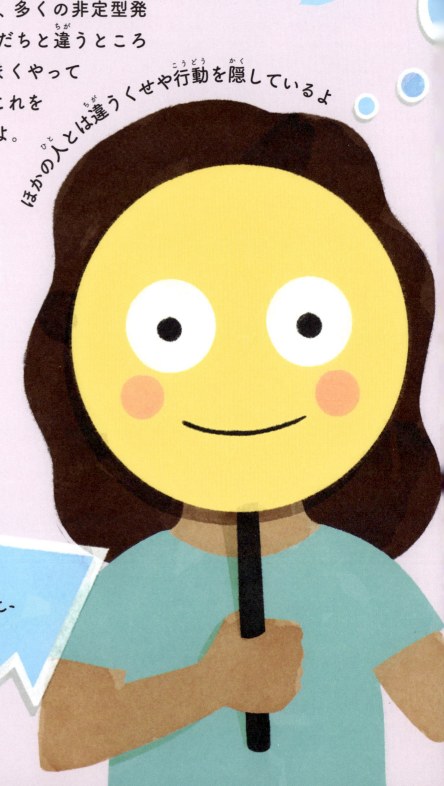

34

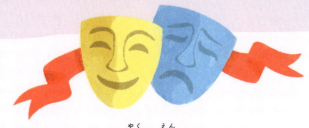

役を演じる

マスキングは、"謎解き"パーティーに参加するようなもの。そこでは、あなたは一つのキャラクターになりきるんだ。そのイベントの間ずっと、その役を演じていることを忘れないで。うっかり、いつもの自分に戻ったら、パーティーを台無しにしてしまう。でも、一部の人たちにとっては、これはパーティーでのできごとなんかじゃない――毎日、毎日、本当の自分じゃない"自分"を演じているんだ。

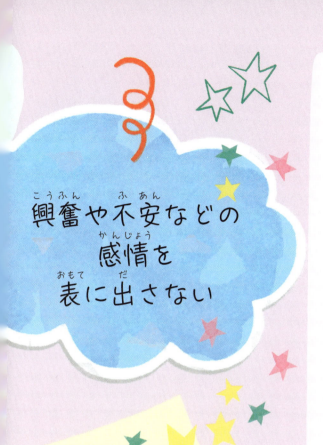

興奮や不安などの感情を表に出さない

何か聞かれると、台本通りのような受け答えをする

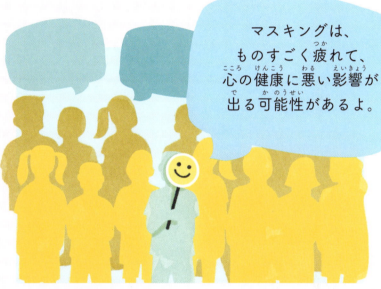

マスキングは、ものすごく疲れて、心の健康に悪い影響が出る可能性があるよ。

なぜ、マスキングをするの？

マスキングをする理由はさまざま。ほかの人とは違う行動に対して、否定的な意見を言われたり、特別に注目されたりした経験があったからかもしれないね。でも、マスキングは、非定型発達の人々が気おくれすることなく、さまざまなグループや活動に参加できるようにするのに役立っている場合もあるんだよ。

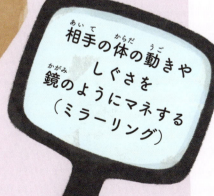

相手の体の動きやしぐさを鏡のようにマネする（ミラーリング）

みんなにとっての"セーフスペース"

わたしたちが一人ひとりの違いを受け入れて、ほかの人が必要とすることに注意をはらえば、あらゆる人が、安心してありのままでいられる場所や環境、つまり"セーフスペース"を持てるようになるよ。

35

さまざまな個性のある脳

自閉スペクトラム症（ASD）

ASDの歴史
1908年、スイスの精神科医、オイゲン・ブロイラーが「autism」（自閉）という言葉を初めて使った。

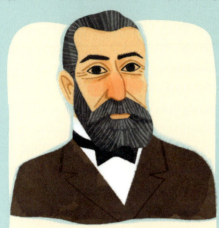

オイゲン・ブロイラー

1925年、神経学者で精神科医のグルニヤ・エフィモヴナ・スチャレヴァが、自閉症の症状について書いた論文を初めて発表した。

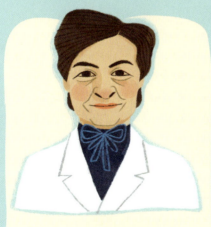

グルニヤ・エフィモヴナ・スチャレヴァ

1980年、自閉症が「神経発達症」の一つとして公式に認められた。

2013年、それまで自閉症やアスペルガー症候群などとよばれていた神経発達症をまとめて「自閉スペクトラム症」（ASD）とよぶことになった。ASDの人の特性やそれがどれほど強いかは人によって違い、はっきりとした境界線がないので、スペクトラム（連続体）っていうんだ。だれにも苦手なことはあるけれど、日常生活で「ほかの人との交流が苦手」「こだわりが強い」といった特徴があると、ASDと診断されることがあるよ。

ASDがある人の行動
ASDがある人の行動にはいろんな特徴がある。たとえば、見通しが持てる決まった行動をしたり、一人で過ごしたりすることが好きなこともある。

> ニュージーランドの先住民、マオリ族の言葉で、自閉症は「タキワタンガ」っていうんだって。「一人の時間と場所の中にいる」という意味なんだよ。

ASDがある人の行動も、一人ひとり違う。まったく同じ行動や反応をする人は一人もいないんだ。

自閉スペクトラム症（ASD）の理解

「自閉症」の定義は変わり続け、今ではASDとされている。そして、研究者たちは、ASDがどのように起こっているのかを理解しようと、一生懸命取り組んでいる。いろいろなASDのタイプが見つかったり、ASDの人たちの"ちょっと個性的な脳"の働き方が、もっとよく理解できるようになったりするんだろうね。ASDの人たちには、特有の能力、長所や短所がある。何か一つのものさしだけでASDと診断できるような医学的検査はないということなんだよ。

自閉スペクトラム症かどうか診断するためには、小児科医、精神科医、心理学者、脳科学者といった人たち（脳に関するお医者さんや専門家には、たくさんの種類があるね！）が、生まれたときから育ってきた歩みを聞いたり、さまざまな状況でどのように行動しているかを観察したりする。そして、次のようなことがあるかに注目するんだ。

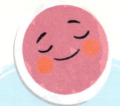
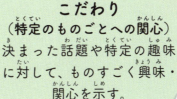
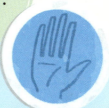
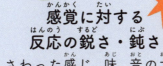
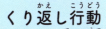
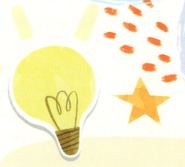

人とのコミュニケーションや交流が特徴的
「一人で過ごすのが好き」とか「ほかの人と目を合わすのが苦手」などの特徴が見られることがある。

こだわり（特定のものごとへの関心）
決まった話題や特定の趣味に対して、ものすごく興味・関心を示す。

感覚に対する反応の鋭さ・鈍さ
さわった感じ、味、音の大きさ、光の明るさなどに対して、とても敏感、または、とても鈍感だったりする。

くり返し行動
「体をゆらす」「手や腕をひらひらする」など、同じ動作をくり返すことがある。

ASDの人へのさまざまな支援

プレイセラピー：絵を描く、作品をつくるなどの活動や遊びを通して、自分を表現する。
作業療法：日常生活に必要なスキルを身につけるのに役立つ活動をする。
言語聴覚療法：話すことや言葉の理解をよりよくするための訓練をする。
運動療法：運動したり、体を動かしたりすることを通して訓練をする。

さまざまな個性のある脳

信じられないスキル

だれもがみんな、ほかの人とは違う。自閉スペクトラム症（ASD）の一部の人たちには、次のような、すばらしい能力を持っている人もいるんだよ。

ASDの人にあるかもしれない すばらしい能力

視覚的思考
見たものの記憶力が高く、情報を絵や映像としてとらえて考える。

高い注意力
できごとを発見するのが得意で、集中力が高い。

パターンに気づく能力
小さなことにも気づき、分析するのが得意。

高い学習能力
情報をすばやく記憶し、学習する。

忠誠心
正直で誠実。

発想力
ほかの人にはない発想や想像ができる。

男の子がASDと診断されるケースは、

みんなに診断を！

以前と比べて、ASDと診断される人は多くなっている。数が増えているのは、だれのせいでも、何のせいでもない――診断数が増えているのは、いいことなんだ！「ASDとはどのようなものか」「ASDの特性は、人によってどれほど違った形で現れるのか」といった理解が進んだからこそ、ASDと診断される人の数が増えたんだよ。

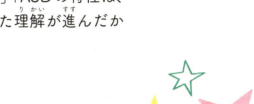

✓ 診断を受けるメリット

幼いうちに診断を受けることは、その人の助けになる――ASDと診断されれば、支援を受けられるようになるし、自分自身を理解できるようになる。周りの人も、その人を理解できるようになるよ。支援が早く始まれば、生まれながらに持っている、隠れた能力を、子どものうちから発揮しやすくなるんだ。いろいろな情報を得ると、ある人がほかの人とちょっと違う特徴があっても、それがASD、ADHD、ディスレクシア、発達性協調運動症などによるものだと、気づくことができる。わたしたちは"ちょっと個性的な脳"について、前よりもたくさん気づいたり理解したりするようになってきた。これはすばらしいニュースなんだよ！

✓ 違いを受け入れよう

だれでも、必要とすることは一人ひとり違う。このことがわかると、ASDの人たちに本当の変化をもたらすことができる。さまざまな状況に合わせたり、社会的なマナーに沿った行動を無理やりやらされたりするのは、ASDの人たちにとって、居心地の悪い、とてもいやなことなんだ。わたしたちが周囲の人に気を配り、コミュニケーションを取り、人との交流が苦手な人たちをおおらかに見ることで、ASDやそのほかの非定型発達の人たちがより安心できる、だれでも受け入れるような環境が生まれるんだよ。

女の子の4倍も多いんだって。

さまざまな個性のある脳

注意欠如多動症（ADHD）

注意欠如多動症（ADHD）は、感情、集中力、整理整頓、記憶、動機などをコントロールする脳の働きに生まれつき違いがあり、それがその人の行動に影響している。「注意欠如多動症」という名前はついているけれど、診断された人のすべてが、注意力に欠けていて気が散りやすかったり、ひどく活発に動いたりするというわけじゃない——名前よりももっと複雑なんだよ！

ADHDの歴史

ADHDは最近わかったこと？ 実はそうでもないんだ。ドイツの医師で哲学者のメルキオール・アダム・ワイカードが、初めて医学の教科書に書いたのは、1775年のことなんだよ。

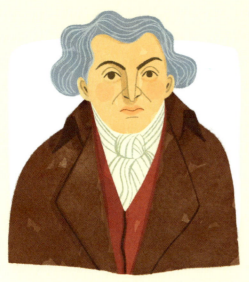

メルキオール・アダム・ワイカード

ワイカードは、"注意欠如"症として「すぐに気が散り、自分の空想に気を取られることもある」と書いている。その後、ワイカードの発見の多くは、正しくないことが証明されてきたけれど、彼の研究と、ADHDについて現在わかっていることには、よく似ている点があるんだよ。

診断名では表しきれない特性

1987年に「注意欠如多動症」（ADHD）という名前がつけられた。2000年に、ADHDは3つのタイプがあるといわれるようになった。いまは、3つのどれかに分類されるとは考えられなくなり、どの特徴が強く見られるかで表現される。ADHDの人たちは、一人ひとり違う、その人らしい行動をするんだよ。

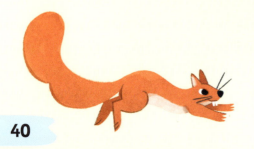
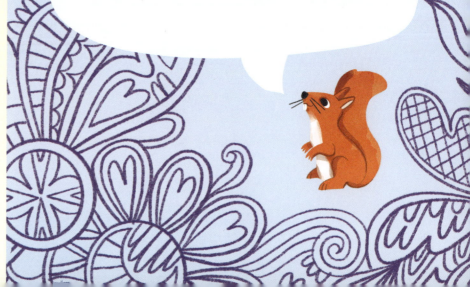

40

現在、ADHDは
どの症状が強く見られるかで表現される

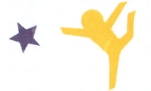
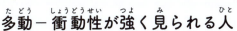

多動－衝動性が強く見られる人

3つの中で最もよく認められるタイプで、心がせかせかして"話し好き"すぎる人たちが含まれる。思ったことを考えなしにすぐしゃべったり、相手の話の途中なのに話し始めたりするような人たちだ。グルグル動き回るなど、エネルギーにあふれる人、ソワソワして落ち着きのない人も含まれる。危ないことでも突然やってしまうのも、このタイプだよ。

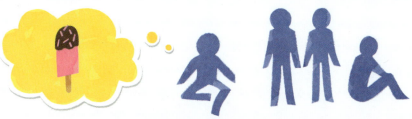

不注意が強く見られる人

このタイプは"夢みる人"で、心がどこかへ出かけてしまっているような人たちだ。不注意が強く見られると診断される人たちは、目立たないように行動しがちで、周りからは"恥ずかしがり屋"のように見える。だけど、実は、その人の心はどこか別のところにあって、自分の周りで、今起こっていることに注目していないだけなんだ。

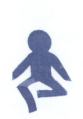
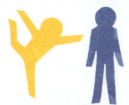

多動－衝動性と不注意が
ともに強く見られる人

多動－衝動性と不注意の両方がはっきりと認められる人たちだよ。

もし、あなたがADHDの一人に出会ったら、
それは本当にADHDの一人に出会っただけ。
まったく同じADHDの人はいないんだよ。

ADHDの人の課題と能力

注意欠如多動症（ADHD）の人たちは、その特性から、あまり得意ではないことがある。「片付けや整頓をする」「じっと座っている」「ものごとに取り組み続ける」などが苦手な場合が多いんだ。わざとではないけれど、ものごとを忘れてしまうこともある。このような課題を克服する工夫を見つけることが、ADHDの人たちの助けになるんだよ。やるべきことを忘れないようにリストをつくったり、エネルギー発散のためにランニングをしたりするのも、いいかもしれない。ADHDの人にはそうした課題があるけれど、信じられないほどすごい長所を持っていることもあるよ。

ADHDの人にあるかもしれない すばらしい能力

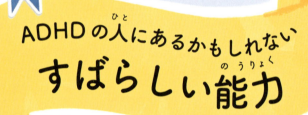

発想力豊か

ADHDの人の脳は、さまざまなすばらしいことができる可能性があるよ！

型にはまらない考え方

興味のわくことにものすごく集中する

想像力豊かな考え方

まだまだ研究中
ADHDは、精神科医や脳科学者たちによって幅広く研究されてきた。でも、さらに研究して発見しなければならないことが、まだまだ、たくさんあるんだよ。

ADHDと遺伝子
研究によれば、ADHDは遺伝子に関連があるらしいことがわかっている。つまり、その人の体質（生まれながらにそなわっている体の性質）に関わる要素があるということなんだ。

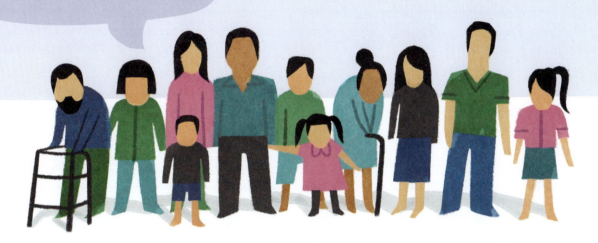

ADHDの特性は、普通、3〜6歳ごろに最初に現れる。でも、大部分の人は、7歳くらいまで診断を受けていないんだよ。

男の子は、女の子よりも診断を受けることが多い。でも、だからといって、女の子より男の子の方がADHDの影響を受けやすいわけじゃないよ。

女の子が体質的にADHDである可能性は男の子と変わらないかもしれない。けれど、女の子は、はっきりわかる特性が現れる可能性が低いか、その特性を"マスキング"（p.34を見てね）で隠すことを自然に学んでいる可能性もある。

さまざまな援助やサポート
ADHDの人がその特性をうまくコントロールする手助けとして、行動療法、コーチング、薬の処方、学習支援など、さまざまな方法がある。一人ひとりが、自分に一番効果のある支援方法を見つける必要があるんだよ。

さまざまな個性のある脳

発達性協調運動症（DCD）

発達性協調運動症（DCD）は、運動機能や体のバランスや協調運動に関わる脳の働きに生まれつき違いがあり、脳性麻痺（p.65を見てね）や大きな病気やケガがないのに、運動や動作がぎこちない。DCDは遺伝子が関係すると考えられていて、5歳くらいから診断されることが多いんだ。

DCDの特性

DCDの人たちは、空間認知（物の位置、形、方向、大きさなどをすばやくとらえること）と運動機能に影響が出るため、すごく不器用に見えることがある。だから、少し前は「不器用な子ども症候群」なんてよばれていたんだ——それは、あんまりだよね。DCDの人の脳がちょっと個性的なだけなのに——ただ、苦手なことができるようになるために、時間をかけたり、広い場所でやったり、やりやすい方法を練習したりといった工夫が必要なんだよ。

> 学校や日常生活での活動の中で、DCDの子どもが難しいと感じることはいろいろあるよ

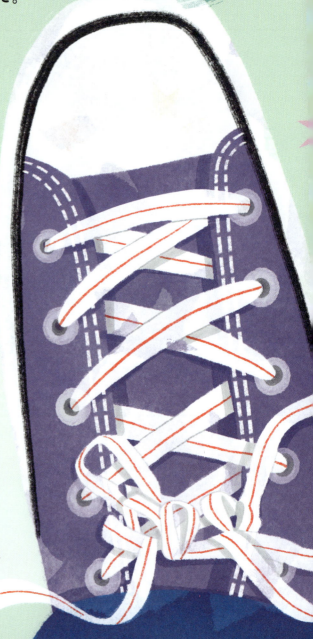

運動機能ってどんなもの？

微細運動機能は、「絵を描く」「シャツのボタンをはめる」など、手や指を使った細かい動きをする体の働きだよ。

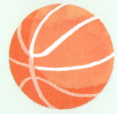
粗大運動機能は、「立つ」「走る」「ボールを投げる・ける」といった、体を大きく使った動きをする働きだよ。

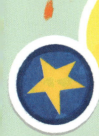

よい姿勢で座り続けるのが苦手

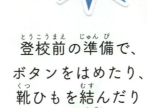

登校前の準備で、ボタンをはめたり、靴ひもを結んだりするのが難しい

文字をきれいに書いたり、消しゴムをうまく使ったりするのが苦手

学校では、楽器やハサミやカッターなどをうまくあつかうのが難しい

ほかの人よりも、ものにつまずいたり、ぶつかったり、ころんだりしやすい

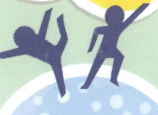

「走る」「とびはねる」「ボールを使ったゲームをする」など、校庭や公園での遊びが苦手

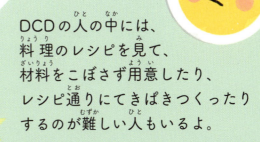

DCDの人の中には、料理のレシピを見て、材料をこぼさず用意したり、レシピ通りにてきぱきつくったりするのが難しい人もいるよ。

45

さまざまな個性のある脳

発達性協調運動症（DCD）がある人への支援

だれにも、自分に一番合った学習方法がそれぞれあるよね。非定型発達の人たちも、まったく同じなんだ。一人ひとりが、学習経験からできる限りたくさんのことを学ぶために、その人に合った道具や支援方法が必要なんだよ。

マジックテープの靴は、靴ひもを結ぶものより簡単だよ。

その人に適した支援や指導や言葉かけがあれば、それぞれの課題の克服につながる可能性があるよ。

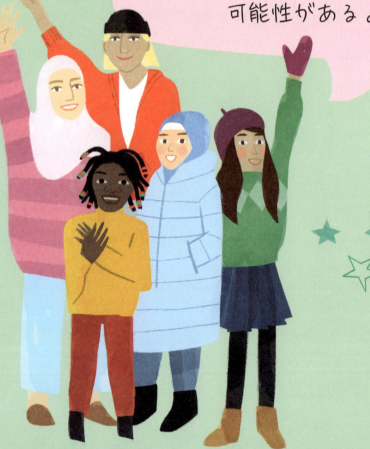

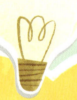

作業療法士は、DCDの人が日常生活に必要な動作をうまくコントロールし、それができるようになるための手伝いをしてくれるよ。

保護者、周りの大人の人、そして友だちが、強力な支援者になれるかも！　DCDの人は、どんなふうに自分を手伝ってほしいかをみんなに伝えて、それがみんなにできることなら、手伝ってもらうといいよ。

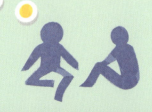

46

やるのが難しい動作や活動は、細かく分けてみると…

…その人に最も適したやり方で課題にうまく取り組んだり…

…課題に挑戦したりする方法を学ぶのに役立つよ。

特定の動作の一部をくり返すことによって、その動きをコントロールしやすくなり、その動作を体が覚えやすくなる可能性がある。DCDの人が、ある動作を何度もできるようになったら、その人の長期記憶に残る場合もあるよ！

DCDの人の中には、言葉がうまくしゃべれない人もいる。そのような人には、言語聴覚療法が必要かもしれない。この療法は、音や言葉を上手に出せるような、くちびるや舌の動かしかたの練習に役立つんだ。

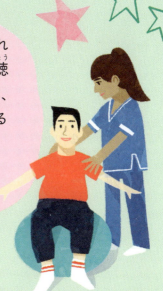

理学療法士や作業療法士の人たちは、体のバランスや協調運動がよくなるように手助けし、微細運動や粗大運動の機能を改善させてくれる。

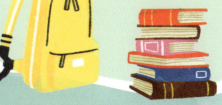

学校生活で、楽器や道具のあつかいが難しい場合、目印をつけたり、コツを教えてもらったり、似たような動きの練習をしたりすることが助けになるよ。

DCDの人にあるかもしれないすばらしい能力

DCDの人たちは、問題解決や発想力豊かな考え方が得意な場合がある。そして、決断力ややる気があり、立ち直りが早いことも多いんだ。特定のものごとができるようになるまで、ちょっと時間がかかるということは、共感力が育つ可能性が高いということ。つまり、ほかの人に何か課題が見つかったときに、その人がうまくいっているか確かめるような、人の気持ちが理解できる人になれるかもしれない。どれもがすごい能力だよね！　もし、わたしたちが最初から何でも完璧にできたら、ものすごいことができるようになるための努力を「すごい」って思わなくなるかもしれないよ。

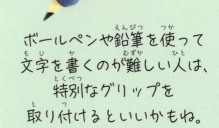

ボールペンや鉛筆を使って文字を書くのが難しい人は、特別なグリップを取り付けるといいかもね。

47

さまざまな個性のある脳

ディスレクシア

ディスレクシア（読字不全）は、生まれながらの限局性学習症（学習障害）の一つで、およそ5人に1人に見られる、よくある特徴なんだ。「文字を見分ける」「文字の意味がわかる」脳の機能にほかの人と違いがあって、情報の処理や情報の記憶のしかたにも影響が出るんだよ。

ディスレクシアは、文字を読むのが難しいだけじゃない。ここに挙げるようなことにも影響するんだよ

ディスレクシアは体質的なものが関係しているといわれているよ（p.43も見てね）。

集中力

ものごとの処理のスピード

短期記憶

ものごとをまとめること

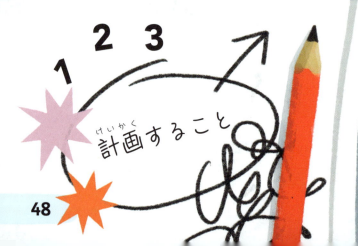

計画すること

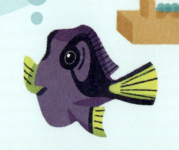

48

ディスレクシアの人にあるかもしれない すばらしい能力

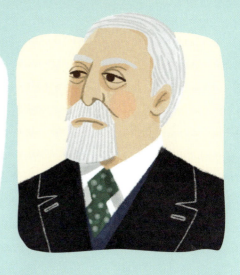

アドルフ・クスマウル

ディスレクシアが最初に世の中に知られたのは、1877年のこと。このとき、ドイツの神経内科医、アドルフ・クスマウルは、ドイツ語で"語盲"という意味の言葉で表現した。その10年後、ドイツの医師、ルドルフ・ベルリンが、現在使われている「ディスレクシア」と名付けたんだよ。

- 推理・推論
- ものすごく豊かな発想力
- 問題解決力
- ものごとを絵などで表す力
- パターンに気づく能力

すばらしい、"型にはまらない"考え方

49

さまざまな個性のある脳

文字がゴチャゴチャ

ディスレクシアの人が文章を読むとき、読む文字がゴチャゴチャになったり、書かれているページの中の文字をあちこち飛んで読んだりすることがよくあるんだ。でも、研究によれば、ディスレクシアの人の特性は、これがすべてではないことがわかっている——もっと複雑なんだよ。

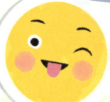

音声学

ある学説では、英語を話す人のディスレクシアは、"フォニックス"の処理をする脳の働きに生まれつき違いがあるためだとされている。フォニックスは、英語の読み書きを学ぶときに使われているもので、アルファベットや単語のつづりと発音の間にある規則を理解することで、正しい読み方を覚えやすくするものだよ。

"OO"　　"CH"　　"SS"

でも、英語には、規則にしたがわない読み方もあるので、混乱しやすい。だから、フォニックスで学ぶのは難しいこともあるんだ。特に、ディスレクシアの子どもたちにとっては、なおさらね。

フォニックスは英語を教えるときによく使われているよ。

50

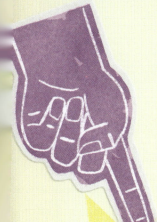

読んでくれる"本"
オーディオブック（本の朗読を録音したCDなど）や読み上げ機能に対応した電子書籍は、印刷した本を読むのが難しい人はもちろん、ディスレクシアの人にとっても、読書が身近に楽しめるものになるかもね。

診断を受けるメリット
ディスレクシアの子どもたちにとって、学校で味わう"置いてきぼりにされた"気持ちとたたかうのは難しいこと。心の健康にもよくないことがある。だからこそ、ディスレクシアかどうか、なるべく早く診断を受けることが重要なんだ。診断されれば、課題が明らかになり、それに対して必要な援助やサポートを受けることができるからね。

その人にあった方法で
ディスレクシアの人の中には、読むところに色をつけた透明シート、読むところにスリットが入っている色紙、"ディスレクシアの人が読みやすい"といわれるユニバーサルフォントを利用する人がいる。実は、多くの専門家たちが、こうした方法に効果を証明できるほど十分な証拠はまだないと考えているんだ。でも、もし、これらの方法が自分に効果があると感じられるなら、それを使ってみるといいよ。

> ディスレクシアの人の課題は、一人ひとり違う。だから、それぞれの人たちが、自分にピッタリ合う、サポートや助言や援助を必要としているんだよ。

さらなる研究
ディスレクシアの人の脳については、まだわかっていないことがたくさんある。だから、研究は続けられているんだ。新たな研究や発見は、一般的な脳の多様性についてだけでなく、ディスレクシアの人の脳についてのわたしたちの知識をたえず変化させ、より正確にしてくれるよ。

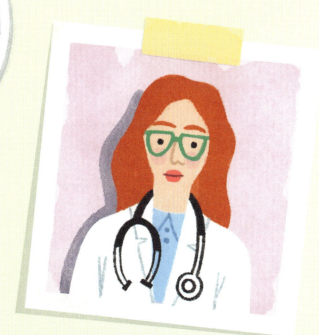

さまざまな個性のある脳

共感覚

共感覚を持つ人は、ほかの人と違う特別な「感覚」がある。普通、わたしたちが何かを見たり聞いたりしたときには、1つの感覚がもたらされる。でも、共感覚を持つ人は、その感覚とともに、別の感覚も引き起こされるんだ。まだわからないことが多いけど、感覚を処理する脳の働きにほかの人と違いがあるのかもしれない。

"ひまわり"の味

あなたが「ひまわり」という文字を読んだら、明るい黄色の花びらを思い浮かべるかもしれない。共感覚を持つ人の中には、それだけでなく、ひまわりの"味"を感じられる人がいる。それは、ミートソーススパゲッティの味かも、レモン味のメレンゲ菓子や刈ったばかりの草の味かもしれない。1つの言葉から感じる味は、人それぞれ違うんだ。

共感覚には70種類以上のタイプがあると考えられている。そのなかには次のようなものがあるよ

色字共感覚：ある文字、数字、言葉を見たときに「色」を感じるもの。このタイプの人たちは、同じものを見ても、感じる色が人によって違う。たとえば"W"という文字を見たとき、"黄色"が見える人もれば、"赤色"が見える人もいるんだ。

音に触覚を感じる共感覚：このタイプの人は、音楽や音に「手ざわり」を感じる。音楽を本当に"感じる"ことができる人なのかもね。

色聴共感覚：音楽を聴いたときにさまざまな色を感じたり、色が見えたりするもの。このタイプの人は、ある曲を聴くと、絵を見るように、色が浮かんでくるのかもしれないね。

ディスカリキュラ

ディスカリキュラ（算数障害）は、算数や数学の処理能力に関わる脳の働きに生まれつき違いがあり、数字、時間、空間、構造、配置などの認識や推論といったものが難しい、限局性学習症の一つだよ。ディスカリキュラは、体質的な要素があるらしいんだ。

たとえば、ディスカリキュラの人の場合は、
次のように並べられた数字の中で
「どれが一番大きく、どれが一番小さいか」が
わからないことがあるよ。
25　36　10　4　100　76　7

算数だけものすごく苦手

ほとんどの人は「算数や数学の問題が難しい」と思った経験があるよね。でも、ディスカリキュラの人たちは、いつでもそうした経験をしている。だから、その辛さはほかの人よりはるかに大きいし、そのせいで心の負担や別の問題が生まれることもあるんだよ。

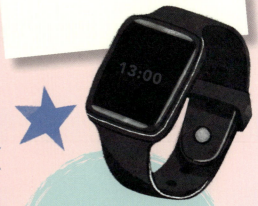

日常生活に使われる「数字」
―料理のレシピの中に
―お金の支払いや受け取りで
―時刻をいうときに
―時間に間に合うようにするために
―バスの時刻表を見るときに

ディスカリキュラの人は、ディスレクシアの人と同じくらいの割合で世界中にいるけれど、ディスレクシアほどよく知られていない、といわれているよ。

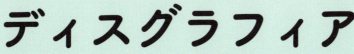

ディスグラフィア

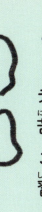

ディスグラフィア（書字障害）は、文字を書くのが苦手で、文字や数字をはっきり「それとわかるように書く」ことに関わる脳の働きに生まれつき違いがある、限局性学習症の一つだよ。ディスカリキュラと同じように、ディスグラフィアも、体質的な要素があるんだって。

ディスグラフィアの特性

ディスグラフィアには3つのタイプがある。協調運動が難しいタイプの人は、文字を書くときに必要な"小さな短い線"を書く動作が苦手なことが多い。音の処理が難しいタイプの人は、音を文字にすることが苦手なことが多いんだ。見たものの情報処理が難しいタイプの人は、文字を読んだり、声に出して話したりすることは得意でも、文字を形として書き写すのが苦手なことが多いよ。

さまざまな個性のある脳

聴覚情報処理障害（APD）と言語症

聴覚情報処理障害（APD）や言語症の人は、言葉を話す・聞く・理解する、のうち、1つ以上に難しさを感じているよ。
APDの人は、言葉を聞くこと・理解することが難しい。でも、音を聞き取る能力に問題があるわけじゃなく、聞いた情報を脳が処理する方法に違いがある。さわがしい環境で聞くときや、相手の話し方にくせがあるときは、さらに理解しづらいんだ。

言語症

言語症の人は、言葉を話したり、読んだり聞いたりした言葉を理解するのが難しい。これには、言語の表出と受容という2つの困難があるのだけど、程度の違いはあっても、その2つともに困難があることも多い。だから、いまはまとめて「言語症」といってるよ。

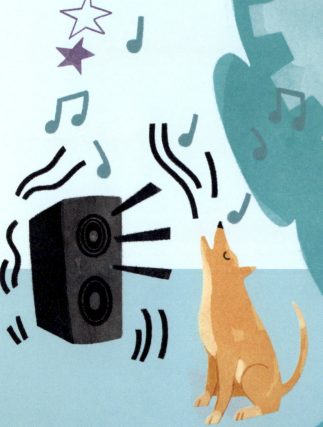

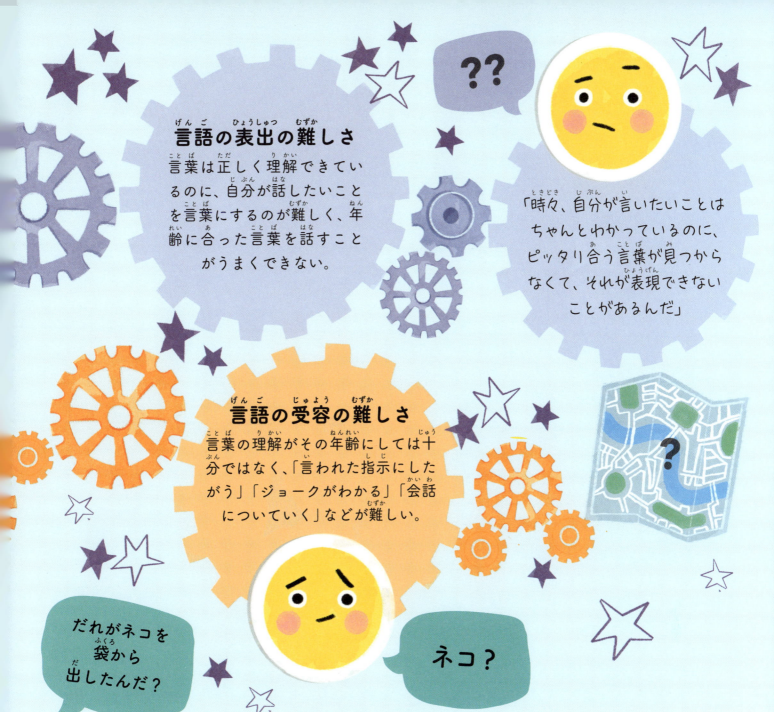

言語の表出の難しさ
言葉は正しく理解できているのに、自分が話したいことを言葉にするのが難しく、年齢に合った言葉を話すことがうまくできない。

「時々、自分が言いたいことはちゃんとわかっているのに、ピッタリ合う言葉が見つからなくて、それが表現できないことがあるんだ」

言語の受容の難しさ
言葉の理解がその年齢にしては十分ではなく、「言われた指示にしたがう」「ジョークがわかる」「会話についていく」などが難しい。

だれがネコを袋から出したんだ？

ネコ？

言葉遊び
言語症の人たちにとって、言葉遊びは頭が混乱することかもしれない。たとえ話やジョーク、ことわざや決まり文句などは、意味がまったく理解できない場合がある。

たとえば、英語を話す国々では「だれがネコを袋から出したんだ？（Who let the cat out of the bag?）」と言ったら、実は「だれが秘密をもらしたんだ？」っていう別の意味になる。でも、言語症の人たちは、これを聞いて不思議に思うかもしれない。「ネコって何？ 袋って何？ どこにいるの？ 今の話題にネコと袋がどのように関係しているの？」ってね。

さまざまな個性のある脳

睡眠障害

わたしたちの脳は、十分な休けいをとったときに、最高の働きをする。でも、1番の休けいである「睡眠」が難しい人たちは、どうなるんだろう？ 定型発達の人たちの中にも、睡眠に問題を抱えている人はたくさんいるけれど、非定型発達の人たちは、より多くの影響を受けると考えられているんだ。非定型発達の人たちのおもな困りごとは「寝つきが悪い」「途中で目が覚める」ってことだよ。

睡眠に関わる困りごと

睡眠障害は、「寝つきが悪い」「ずっと眠り続けられない」「昼間に強い眠気がおそう」などの症状が見られるもの。このような状態は、ほかのことよりも日常生活により大きな影響を与える場合があるんだよ。

不眠症

不眠症は、寝つきが悪い（なかなか眠りにつけない）症状が見られる、よくある睡眠障害の一つだよ。不眠症の人は、記憶や行動や、心と体の健康にも影響を受ける場合があり、また、事故を起こしやすくなる可能性もあるんだよ。

ナルコレプシー

ナルコレプシーの人は、昼間の活動の最中でも、がまんできないほどの強い眠気を感じ、うとうとと居眠りをしてしまう状態が長期間続く。ナルコレプシーは世界では2000人に1人、日本では600人に1人の割合で見られるよ。

レストレスレッグス症候群

「むずむず脚症候群」「下肢静止不能症候群」ともよばれ、脚に心地悪い感覚が起こり、脚を動かしたくてがまんできなくなる。座っているときや横になっているときに起こるものだけど、人が休んでいるときに起こりやすいので、睡眠のじゃまをするんだ。

クライネ・レビン症候群（KLS）

「眠り姫症候群」「反復性過眠症」ともよばれ、100万人にたった1人という、とてもめずらしいもの。KLSの人は1日に20時間も寝ることがあるんだよ。

ぐっすり眠るコツ

すべての睡眠障害に効き目はないかもしれないけれど、夜、ぐっすり眠るためのちょっとしたコツを紹介するよ。

- 毎日、同じ時刻にベッドや布団に入り、同じ時刻に起きる。
- 昼寝をしないようにする。
- 昼間に運動をして、新鮮な空気を吸いに外に出かける。
- 寝る時刻の30～60分前になったら、スマホやゲーム機などの電子機器から離れ、静かに過ごす。

眠っている間に起こる困りごと

これらは「睡眠時随伴症」の仲間で、眠っている間に無意識に起こるものだよ。

寝言
眠っている間に声を出したり、話をしたりする。

睡眠時遊行症
眠っている間に無意識に歩いたり、動いたりする――これは子どもに見られることが多い。

睡眠麻痺
「金縛り」ともよばれ、寝ている間、目覚めて意識はあるけど、身体を動かすことができない状態。普通はすぐに終わるけれど、不安や恐怖を感じてしまうんだ。

夜驚症
眠っている間に、突然、恐怖を感じて叫んだり、混乱したようすで動き回ったりするけれど、目を覚ますとそのときのことは覚えていないんだよ。

悪夢
眠っている間に悪い夢を見て、突然、目が覚めるもので、この夢の内容は思い出すことができる。

さまざまな個性のある脳

不安症

わたしたちはだれでも、時々、不安を感じる。「不安」は日常生活の中で普通に起こることだし、場合によっては、自分の最高の能力を発揮するのに役立つこともある。でも、神経質になって、心配や不安に押しつぶされそうになり、日常生活に悪い影響が出てきたら、不安症が原因かもしれないよ。

「不安」は、あなたを"厳戒態勢"にする。そうすれば、危険を防げる可能性があるからね。

不安症の人は、次のような状態が見られることがあるよ

心拍数が増える

さまざまな思いで心がいっぱいになって、心配しすぎる

イライラする気持ちになり、集中力が続かない

英語では「不安や緊張でソワソワすることを"胃の中にチョウがいる"って言うよ。

パニックが次々起こることがある

感情がたかぶったり、動くことができなくなったりする

うつ病

だれだって、気分のよい日もあれば、悪い日もある。それは、ごく普通のことだよね。でも、ほとんど毎日、気分が落ち込み、自分は不幸で絶望的だと感じることが、2週間以上続く場合、それはうつ病かもしれない。一部の人たちは、ほかの人たちより深刻な"抑うつ"（気分の落ち込み）を経験しているんだ。

助けを求める

不安症やうつ病は、経験豊富な医師や心理療法士などの手助けによって治療できる可能性がある。症状に合った薬や、生活スタイルを変えること（睡眠や食事の質を高め、定期的な運動をするなど）をすすめられるかもしれないね。

ほかの人と一緒にいたくない

うつ病の人は、不安症でもあることが多い

頭の中に霧がかかったようで、ものごとを思い出したり、集中したりするのが難しくなる

うつ病の人は、次のような状態が見られることがあるよ

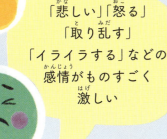

「悲しい」「怒る」「取り乱す」「イライラする」などの感情がものすごく激しい

いつもなら楽しんですることに興味がわかなくなる

むなしい気持ちになる

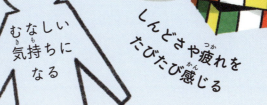

しんどさや疲れをたびたび感じる

睡眠時間が極端に多かったり、逆に、短すぎたりする

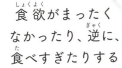

食欲がまったくなかったり、逆に、食べすぎたりする

心の健康への気づき

学校や仕事場では、心の健康について話したり、たとえば、「マインドフルネス」のレッスンなど、自分の状態を自覚する方法を見つけたりしている。心の健康について学ぶ機会が多いほど、わたしたちは自分の気持ちや、ほかの人の気持ちの状態がわかるようになる。それはつまり、よりたくさんの人たちが助けを求めることができるってことなんだよ。

さまざまな個性のある脳

強迫症（OCD）

強迫症（OCD）は、よくある心の健康問題の一つで、だれでも、何歳からでも症状が出る可能性がある。OCDの症状は大きく2つ、「強迫観念」（心の中にくり返し浮かんで消すことができない考え）と「強迫行為」（それを打ち消すために、自分ではやめられない、やらずにはいられない、決まった行動）がある。

考えと衝動

OCDの人は、自分の意思とは関係なく、心地よくない考えが心に入り込み、その考えが消えるまで、不安を感じるんだ。このような考えや衝動は、不安症の原因になることがあり、日常生活が普通に送れなくなる場合もある。そして、ものごとが自分の思う通りかどうかを確認するため、何度もその考えを打ち消す行動をくり返す。そうしないと、先に進めないんだよ。

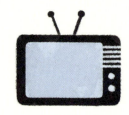

OCDの人は、たとえば、"テレビのスイッチを切る"や"玄関の鍵を閉める"などのように、「しなければならないこと」が100％できているか、何度も確認しないと気が済まないことがある。

ものを色の順番に並べたり、数字の順に並べたりしたがるのも、OCDがあるからかもしれないよ。

ものすごく発想力豊か

OCDでありながら日常生活を送るのは、大変なこともある。でも、OCDの人はすばらしい能力を持っている場合もあるんだ。

正確できちんとしている

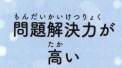

問題解決力が高い

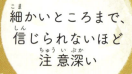

細かいところまで、信じられないほど注意深い

60

双極症

双極症は、心の健康上の問題の一つで、その人の考えや感情や行動に影響を及ぼす。その症状の内容や強さは、一人ひとり違うんだよ。

双極症には、そう状態（気分が高まる）とうつ状態（気分が落ち込む）という、2つの対極の状態があるんだよ

そう病エピソードでは、ものすごく気分が高まり、陽気で何かに熱中し、楽観的でエネルギーに満ちている。でも、休む時間を忘れたり、お金をたくさん使いすぎたり、イライラして怒りっぽくなる場合もあるよ。

うつ病エピソードでは、とても悲しい気持ちや困った気持ちになって何もできなくなり、その辛い気持ちから抜け出す方法がわからないことがあるんだ。

これらの気持ちは、その人のせいではなく、病気が原因なんだ。だから、そういうときは家族や先生に話すことが大切だよ。もっと落ち着いて、安心して過ごせるように、周りの人が手伝ってくれるよ。

気分の高まりと落ち込み

双極症の「エピソード」とは、一定の期間にわたってうつ病あるいはそう病の症状が現れること。うつ病エピソードが現れる期間とそう病エピソードが現れる期間は、交互にくり返される。それぞれのエピソードは数日、あるいは数週間続くこともあれば、数年間続くこともある。2つのエピソードの間には心が安定する期間もあるんだよ。場合によっては、本当にはないものが見えたり、聞こえたり、それを信じたりしてしまうこともあるんだ。

双極症の人は、次のようなすばらしい能力を持つ場合もある

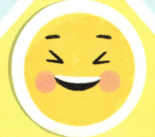

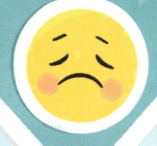

情熱的

双極症の人は、ものすごく発想力豊かな場合がある

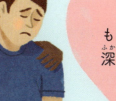

人の気持ちがとてもよく理解できる

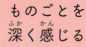

ものごとを深く感じる

さまざまな個性のある脳

チック症

チックとは、突然、自分の意思とは反対に、起こってしまう筋肉の動き（運動チック）や、思わず出してしまう声（音声チック）のこと。チックは、5歳から10歳までの子どもに見られることが多いんだ。チック症は自然に治ることも多いけど、一生続く場合もあるんだよ。

多くの場合、チックが数年でなくなるか、少なくなることが多いんだよ。

音声チックには、咳ばらい、鼻を鳴らす、鼻歌のように音を出す、ほえる、状況に合わない単語を突然言ってしまう、などがあるよ。

チックには「運動チック」と「音声チック」の2つのタイプがある

どれくらい続くの？

暫定的チック症は、チックが見られるけれど、1年未満のもので、自然にチックが消えてしまうことが多い。

持続性チック症は、「運動チック」と「音声チック」のいずれかが1年以上現れるもの。これは暫定的チック症より数が少ない。

運動チックには、まばたき、体の一部をゆらす、肩をすくめる、たたく、小鼻や眉をピクッと動かす、などがあるよ。

チックって、どんな感じ？
チック症の人は、チックを"くしゃみ"や"かゆみ"と似ているといっているよ。"くしゃみ"や"かゆいところをかくこと"は、止めたいと思っても自分では止められない。そして、次にその衝動が起こるまでは、気持ちが落ち着くものだよね。

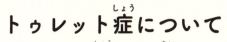
ハクション！

トゥレット症について
トゥレット症は、18歳になる前から複数の種類の音声チックと運動チックが1年以上見られる場合に診断される。これは、体質的な要素の高いチックなんだ。

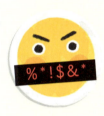

トゥレット症の中には、自分の意思とは反対にあらっぽい単語を言ってしまう、という人もいる。これは「汚言症」とよばれるものなんだ。トゥレット症の人のうち、汚言症があるのは10パーセントくらいだといわれているんだ。

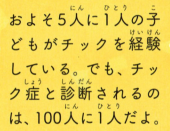
およそ5人に1人の子どもがチックを経験している。でも、チック症と診断されるのは、100人に1人だよ。

チックは、ストレスの多い状況や興奮しているときに、より強く現れることが多いんだ。

チック症への援助とサポート
チック症、特にトゥレット症は、症状に合った薬で治療できることがある。ほかには、行動療法が効果的な場合もある。それぞれの人が求めることと必要性をもとに、治療計画がつくられるんだ。

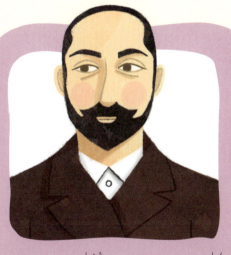

トゥレット症は、フランスの神経学者のジョルジュ・アルバート・エドゥアール・ブルータス・ジル・ド・ラ・トゥレットの名前にちなんで、1885年に名付けられたんだよ。

63

さまざまな個性のある脳

てんかん発作とてんかん

てんかん発作とは、突然起こる、脳細胞の異常な電気的な活動が原因で、急にボーッとしたり、体がけいれんしたりすること。もし、だれかが発作をくり返して、ほかの病気などの原因が見当たらなければ、その人はてんかんと診断される可能性があるよ。

てんかんは、神経系の病気の中で4番目に多いんだよ。

脳の中の電気
脳のニューロンは、いつでも、ごく少量の電気が流れている。てんかん発作のときは、この電気が急激に必要以上に流れ、その部分の脳の働きが乱れるんだ。

てんかん発作は、脳の中で突然、カミナリの嵐が起こるようなものなんだ。

てんかん発作のサイン
てんかん発作は、その人の行動、筋肉、感覚、感情、知覚、意識に影響を及ぼす。発作の程度はさまざまで、軽い発作の場合は、数秒間続くだけで、発作であることがわからないくらいなんだ。もっと強い発作の場合は、意識を失うことがある。これは、自分の周りで何が起こっているのか、気づかない状態になるってことだよ。

周りの人がすべきこと
てんかんの人が発作を起こしているとき、周りの人たちがどのように手助けしたらよいか、知っていることは大事だよ。重要なことは、落ち着いて、大人の人の手を借りるってこと。たいていの発作はすぐに終わる。もし、発作が5分以上続いたり、発作が終わっても意識が戻らなかったりする場合は、救急車をよんでもらおう。

脳性麻痺（CP）

脳性麻痺（CP）は、脳のダメージが原因で運動機能に影響が出て、動作がぎこちなくなる症状が見られるもので、世界で約1700万人の人が診断されている。子どもの体のハンディキャップの中では最も多いものなんだ。

脳性麻痺の症状

脳性麻痺は一生続くもので、体のバランス、姿勢、意思疎通、動作、筋肉の協調に影響が出る。その症状は一人ひとり違うんだよ。

どうしてCPになるの？

脳性麻痺は、普通、赤ちゃんが生まれる前・生まれるとき・生まれた直後に、何かの理由で脳にダメージを受けたことによる後遺症なんだ。赤ちゃんが少し成長してから「動作がスムーズでない」「体のバランスや姿勢がうまくとれない」などがはっきりわかるようになると、見つかる場合があるよ。

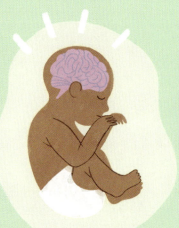

脳性麻痺への理解を進める、啓発シンボルマーク

脳性麻痺の人は、いろいろなところに移動したり、ほかの人とコミュニケーションをとったりするのに援助が必要な場合があるよ。

援助と補助

CPの人への対応や支援は、その人に何が必要かによって、一人ひとり違う。歩行器や車椅子、意思疎通を助ける電子機器（スマホや意思伝達装置や会話補助装置）などを利用することで、一人でできることを増やせるかもしれない。また、CPの人は、言語聴覚療法や作業療法や理学療法を受けることもあるよ。

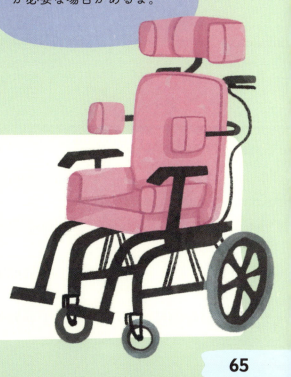

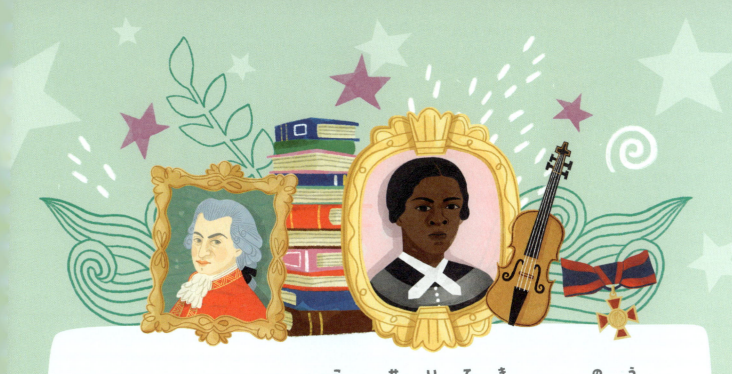

"ちょっと個性的な脳"をめぐる歴史

"ちょっと個性的な脳"をめぐる歴史

誤解
長い歴史を通して、ほかの人と違う人たちは、誤解されることが多かった。もし、ある行動が、どうしてそうなるのか説明できなければ、その人は困難な状況や危険な状況に置かれたんだ。昔、欧米では、「ほかの人とは違う」という理由で、「魔女」だと責められることもあったんだよ。

ニューロダイバーシティの考えがあったことはどうやってわかるの？
歴史の中にヒントはたくさんあるよ！古代エジプト人による、ある医学的な文書には、今でいう「うつ病」など、心の健康に関わる症状や、体が心の働きに関わっていることを認める内容が書かれていたんだ。

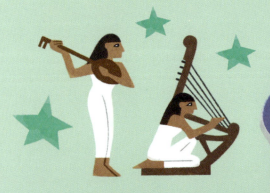

古代エジプト人は、踊りや歌のような楽しい活動に参加することが、心の健康によいと考えていた。

ニューロダイバーシティの歴史

"ちょっと個性的な脳"について、今わかっていることの大部分は、これまでのわずか数百年の間に研究されてきたもの。でも、ニューロダイバーシティの考え方が初めからあったわけじゃない——「なぜ、人はそれぞれ違うのか」をわたしたちが理解したのは、もっと最近になってからなんd。ここからは、歴史上のいくつかの重要な発見を見ていくよ。

古代エジプト人が、医学的な理論や発見、医療活動について記録を残した。人々の脳の働きに違いがあることに、最初に気づいていたようだよ。そして、体と心の健康について、人々にアドバイスをしていたんだ。

紀元前1600～1550年　　**紀元前705年**

重要な人たち
長い歴史を通して、たくさんの人たちが脳について研究し、脳の働き方や治療方法についてさまざまなアイデアを思いついてきた。それらの研究は、次世代の人たちのさらなる研究に役立った。だから、みんな重要なんだよ！

心の病気を持つ人たちのための、最初の"病院"が、現在のイラクのバグダードにつくられた。でも今とは違って、"病院"にかかっても必ずしも治療や援助を受けられるわけではなかった。まるで、刑務所に送られた囚人のように扱われることが多かったんだ。

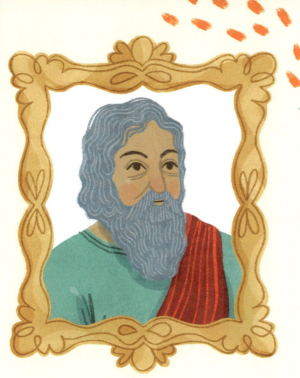
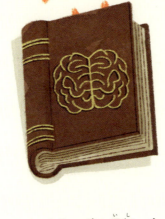
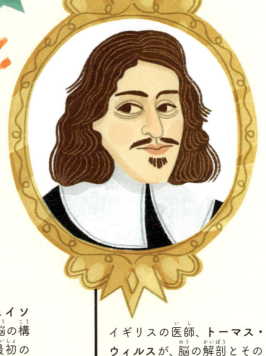

古代ギリシアの医師、**ヒポクラテス**が、人の心の病気やほかの人たちとは違う様子は、体に流れる血液などのバランスの乱れが原因で、自然に起こりえるもの、と言った。この考えは「人は神によってそのようにつくられた」と信じていた、この時代の人々をとまどわせたんだ。

オランダの医師、**ジェイソン・プラテンシス**が、脳の構成について書かれた最初の教科書と思われる本を出版した。この中には、それ以前のギリシア、ローマ、アラビアでの発見について検討する内容も含まれていたよ。

イギリスの医師、**トーマス・ウィルス**が、脳の解剖とその構造について、それまでの知識をさらに発展させるのに役立つ本を出版した。その中で、日本語で「神経学」という意味になる「neurology」という言葉をつくり出したんだよ。

紀元前400年 　 1000年 　 1549年 　 1664年 　 1796年

現代手術のパイオニアである、スペイン生まれの**アブー・アル＝カースィム・アッ＝ザフラウィー**が、手術などの医療活動についてまとめた、30巻もある医学百科事典を完成させた。そこには、神経系のさまざまな病気や障害とその治療法についての彼の発見も書かれていたんだ。

ドイツ人の科学者、**フランツ・ヨーゼフ・ガル**によって、のちに骨相学とよばれるようになる学説が生み出された。これは、人の性格や気質が頭蓋骨の出っ張りなど、頭の形に表れるという考えで、当時の一般の人々には広く受け入れられた。でも現在では、科学的事実に基づいたものではないと否定されているけどね。

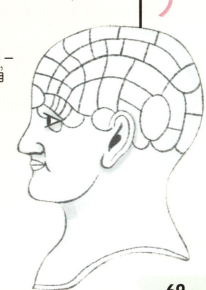

69

"ちょっと個性的な脳"をめぐる歴史

ローマ教皇に、今のひどい状況をご自分の目で確かめるようお願いしたところ、教皇はこころよく現実に目を向け、わたしの活動をほめてくださいました。

マリア・ミハイロヴナ・マナセイナが、睡眠とそれが脳に与える影響について初めて本に書き、出版した。

この年から、ドロシア・ディックスがアメリカ合衆国各地を訪れて、心の病気を持つ人の生活への対応や医療について調査し、レポートを作成して、そうした人々の状況がもっとよくなるように後押しした。ローマ教皇をはじめ、影響力のある人々に、当時の状況を伝えたんだよ。

「トゥレット症」が報告され、名前がつけられた。

1798年　1840年　1843年　1885年　1889年

アレクサンダー・クリクトンが"注意力に欠ける"子どもは、教育的介入*によってよい影響を受ける」と本に書いた。

ウィリアム・スウィーサーが、心の健康（メンタルヘルス）について書くとき、日本語で「精神衛生」（後の精神保健）という意味になる言葉を使った。このときまで、人間の感情や気持ちの領域の保健を表現する言葉はなかったんだ。

＊教育的介入：環境を整え、「よい行動をほめる」など、行動に対して意図的に対応すること

70

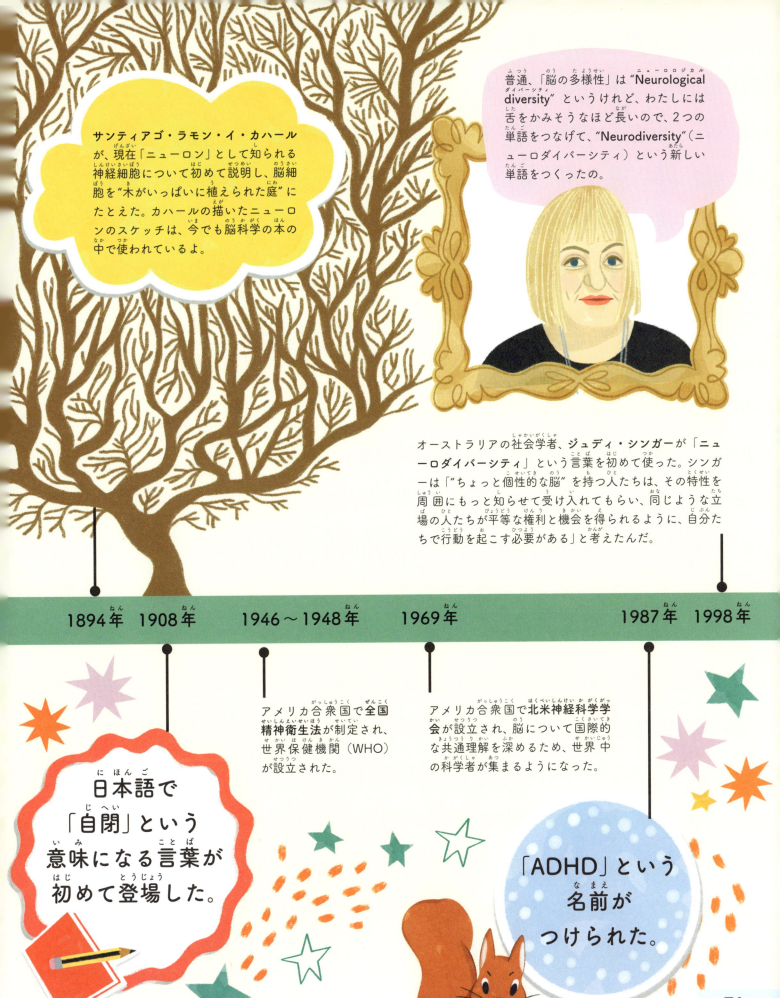

"ちょっと個性的な脳"をめぐる歴史

歴史に残る、すばらしい脳の持ち主たち

「ニューロダイバーシティ」は比較的新しい言葉だけれど、"ちょっと個性的な脳"は新しいものじゃない。歴史を通じて、驚くようなすごい能力を持つ人たちがたくさんいたけれど、その中には、"ちょっと個性的な脳"の持ち主もいた可能性がある、と専門家は考えているんだ。実際に診断されたわけじゃないから、確かめることはできないけれどね。個性的な脳と言いきれるかは別にしても、歴史上の偉人は、たぐいまれな能力をもっていた、ということはいえるんじゃないかな。

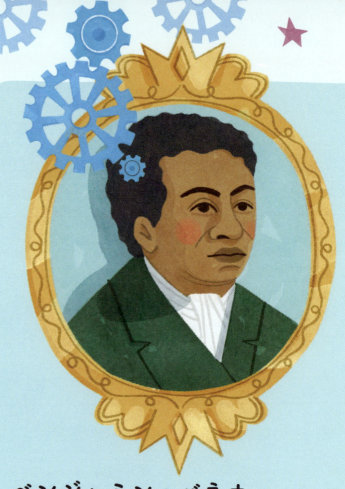

ベンジャミン・バネカー
1731～1806年

アメリカ合衆国のバネカーは、天文学者としてだけでなく、いろいろな顔を持ち、奴隷制や差別の廃止をうったえた人だ。当時のアメリカでは、アフリカ系アメリカ人は「奴隷」という身分にされることが多かったけれど、バネカーは自由民として生まれ、家族が経営する農場を手伝える年齢になるまで、地元の学校に通った。

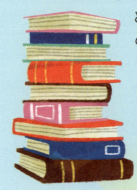

小さいころから問題解決やパズルをとくことに特別な才能があり、ものごとのしくみに興味をそそられる性分だった。そして、21歳のとき、自分の腕時計をバラバラに分解してしくみを学んだ後、アメリカ製としては初めての時計をつくったと考えられているんだ。

72

また、優秀な数学者でもあり、天文学をだれにも教わらずに自分で学び、1789年には日食を正確に予測したんだから、驚きだよね。

その時代、アフリカ系アメリカ人は義務教育後の教育を受けられなかった。そのような状況でも、バネカーは、のちにアメリカの大統領になるトーマス・ジェファーソンに連絡を取り、勉強を続けられる特別な許可をもらえるように頼んだんだ。バネカーは強く主張したけれど、残念ながら、そうした機会は認められないままだった。それでも、バネカーは一人で勉強を続け、自分の研究や論文や発見を、年鑑（毎年1回出版される書物）にして、自分のお金で出版したんだよ。

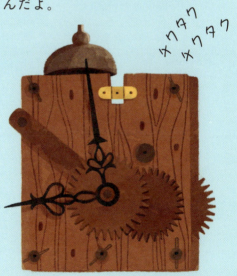

バネカーの時計のレプリカ

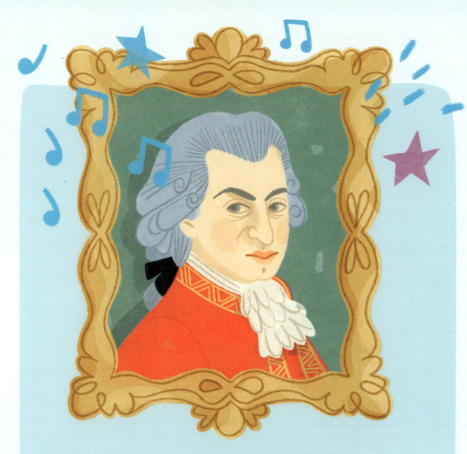

ヴォルフガング・アマデウス・モーツァルト
1756～1791年

オーストリア人の音楽の天才、モーツァルトは、4歳のときに30分もたたないうちに新しい曲の楽譜を読んで理解するという、驚くような能力を見せていた。5歳のときにはバイオリンとピアノを弾きこなすようになり、自分の姉と一緒にヨーロッパの王族の前で演奏していたんだ。そして、6歳までに自分で作曲し、8歳のときには完全な交響曲（オーケストラで演奏される大規模な楽曲）を完成させていたんだって！

モーツァルトは、亡くなるまでクラシック音楽界を驚かせ続けてきた。たとえば、システィーナ礼拝堂の中でしか歌われない曲を、たった2回聴いただけで、その記憶をたよりに完璧な楽譜を書き上げてみせたといわれているんだ！ モーツァルトは、600曲以上の音楽を作曲したんだよ。

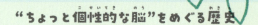

"ちょっと個性的な脳"をめぐる歴史

フローレンス・ナイチンゲール
1820〜1910年

ナイチンゲールは、「女の人は自分にふさわしい男の人を見つけ、結婚して子どもを産むことに専念するものだ」と考えるような、イギリスの上流家庭に生まれた。でも、ナイチンゲールは別のことを考えていた。子どものころに、自分の周りの世界に強い関心を持ち、もっと勉強したいと強く思っていた。そして、自分で見つけた貝がらの大きさや種類についてまとめるなど、人々や動物についての情報を記録し、整理していたんだ。

十分な教育を受けたナイチンゲールは、看護に興味を持ち始めた。その当時、ナイチンゲールの家のような上流家庭では、看護はよい仕事とは思われていなかったので、家族は自分の心のままに突き進む彼女をなんとか止めようとした。それでも、ナイチンゲールはドイツに移り、看護の勉強を始めたんだ。そして、彼女にはとても才能があったので、その知識と指導力が軍に必要とされた。ナイチンゲールは、部下の看護師38名とともに戦場の病院の任務につき、クリミア戦争でケガをした兵士たちの不衛生な状況を改善したんだよ。

当時のビクトリア女王は、ほかに例を見ないナイチンゲールのすばらしい取り組みに対して、ロイヤル・レッド・クロスという軍の勲章を与えた。ナイチンゲールは現代の看護の道を切り開き、具合の悪い人々への対応と、看護についての書物を書くことに一生を捧げたんだよ。

74

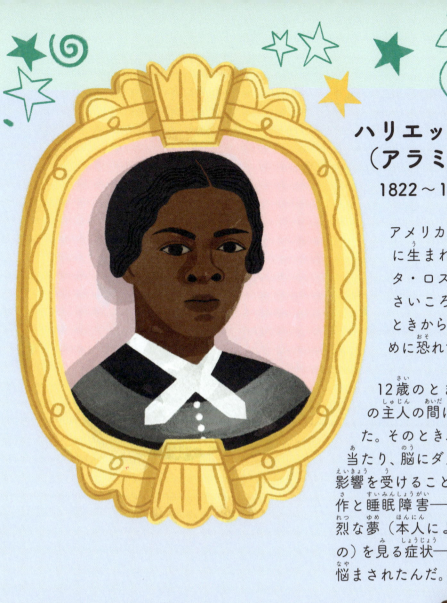

ハリエット・タブマン
（アラミンタ・ロス）
1822〜1913年

アメリカ、メリーランド州の奴隷の家庭に生まれたとき、タブマンはアラミンタ・ロスという名前だった。かなり小さいころから働いてきた彼女は、若いときから、危険な目にあっている人のために恐れず行動していた。

12歳のとき、彼女は、奴隷の男の人とその主人の間に起きたトラブルに割って入った。そのとき、主人が怒って投げた物が頭に当たり、脳にダメージを受け、その後一生続く影響を受けることになった。彼女は、てんかん発作と睡眠障害——寝ている間に強烈な夢（本人によれば宗教的なもの）を見る症状——にずっと悩まされたんだ。

成長し、結婚してハリエット・タブマンとなった彼女は、奴隷制のないアメリカ合衆国北部になんとか脱走することに成功した。でも、たくさんの友だちや家族や親戚を南部に残し、不安になったタブマンは、故郷に戻り、自分のめいとその子どもたちを「地下鉄道」（奴隷の人たちを脱出させる秘密組織）を使って北部に脱出させて、自由の身にした。これが、タブマンが導いた、たくさんの危険な旅の始まりだった。タブマンは「地下鉄道」の"車掌"となって、およそ300人の人々を新たな生活、自由な身分へと導いたんだよ。

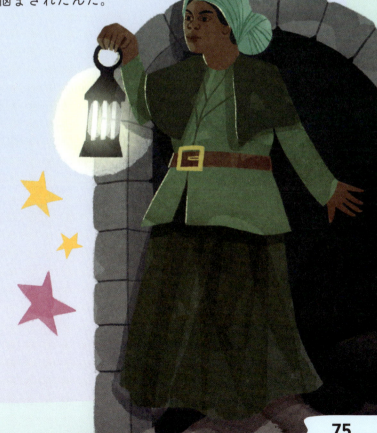

"ちょっと個性的な脳"をめぐる歴史

現代の考え方と変化

長年の間、脳は、わたしたちを悩ませたり、ワクワクさせたり、好奇心を刺激したりしてきた。歴史を通して、さまざまな人たちの熱心さとその研究がなければ、現在、わたしたちが知っているたくさんのことがわからないままだっただろう。でも、学んだり、理解したり、感心したりすることは、まだまだたくさんあるんだよ。

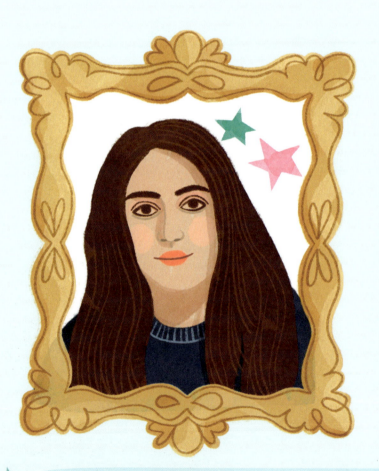

ニューロダイバーシティをたたえよう

シエナ・カステロンは、ASDであり、ディスレクシアで、DCDで、ADHDでもある。カステロンは、自分やほかの非定型発達の学生たちへの扱いに、時々不満を感じていた。そこで、2018年に16歳のカステロンは「ニューロダイバーシティ・セレブレーション・ウィーク」を始めた。この活動の目的は、"ちょっと個性的な脳"を持つ人々の考えや意識を、世界中の人々に理解してもらうことなんだ。

「ニューロダイバーシティ・セレブレーション・ウィーク」は、学校やそのほかの団体に、"ちょっと個性的な脳"を持つ人々の才能や能力を知ってもらう取り組みを進めようとしているよ。

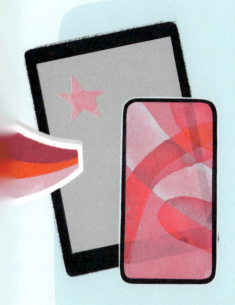

前向きな変化

たくさんのすばらしい人たちや団体が、新たな研究や、よりよい治療方法、サポートを得られる機会や、ニューロダイバーシティの受け入れなどに一生懸命取り組んでいる。このような情報や資料を手に入れることも、かつてないほど簡単になった。本やソーシャルメディアやウェブなどは、わたしたちが学び続ける機会や、より理解のある社会になるきっかけを与えてくれるよ。

現在は、自分自身の心の健康を保つ方法や、ほかの人への援助方法などを学ぶために、ソーシャルメディアやポッドキャスト（ネットによる音声データ配信サービス）を使う人も多いよ。

助けになる新しい方法

最近では、自分の課題にうまく対応するのに役立てたり、心の健康上の問題に対処したりするために、オンラインカウンセリングやメンタルヘルスケアを目的としたアプリなどを利用する人の数が、急激に増えてきているんだ。

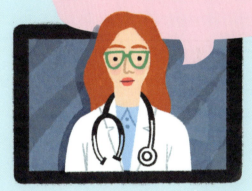

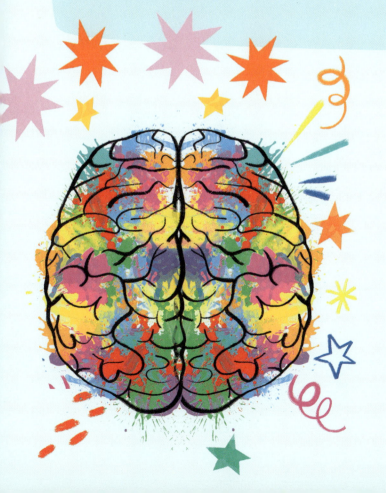

さらなる高みへ！

科学のおかげで、人間の脳のことが以前よりもよくわかってきた。間違いなく、わたしたちはこれから先もずっと、新たな発見をし、"ちょっと個性的な脳"に対する、新しい評価方法やサポートのしかたを見つけ、そのような脳に対する世界中の人たちの理解を深め続けていくはずだよ。

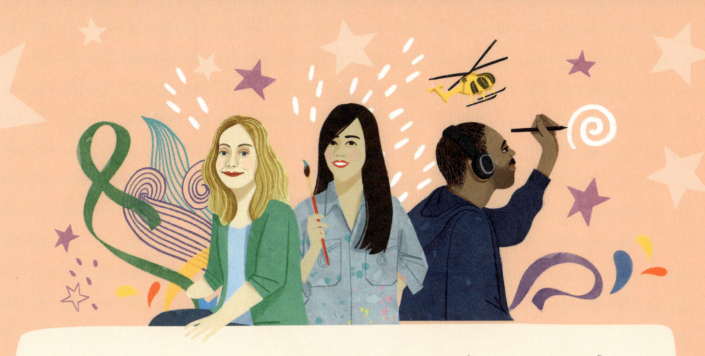

"ちょっと個性的な脳"を持つ人たち

"ちょっと個性的な脳"を持つ人たち

"ちょっと個性的な脳"を持つ人たち

世界には、"ちょっと個性的な脳"を受け入れ、なかなかいいねって思わせてくれる、ユニークですばらしい人たちがたくさんいるよ。その中には、ライターやアーティストから、スポーツ選手や発明家まで、あらゆる種類の人たちが含まれているんだ！　ここでは、わたしたちを本当に元気にしてくれる、さまざまな人たちが歩んできた物語を紹介するね。

ケリー・バーネル

子どものころ、バーネルは自分が授業中にボーッとしていることに気がついた。彼女は文字を読むことも書くこともできなかったので、授業の内容に集中するのが難しかったんだ。8歳になって、バーネルは「ディスレクシア」と診断された。その後のバーネルは、診断に沿った特別な援助とサポートを受けることになり、自分に合った方法で、文字の読み書きを学び始めたんだよ。

それまで、授業中に「聞いて覚える」というやり方で勉強しつつ、心をさまよわせることに費やしたすべての時間は、彼女にとってムダではなかった。バーネルは、今ではみんなに愛される、子ども向けテレビチャンネルのニュースキャスターであり、女優や脚本家としても活躍して、多様性と共感を訴え続けているんだ。

80

リアン・チュウ

チュウは、6歳のときに初めてトゥレット症の症状が見られた。無意識に体をゆすったり、大きな声で叫んだりする症状で、彼女がこわいと感じたり、興奮したりすると、この症状がさらに強くなった。チュウの心をしずめるために、彼女の両親は、目を閉じて深呼吸するようにうながした。そして、チュウはこの時間を、自由に想像力をふくらませるのに使ったんだ。

チュウが、自分自身の想像力を芸術に導くことができると気づくまで、それほど時間はかからなかった。チュウは、自分がトゥレット症とADHDであるおかげで、自分の創造性を表現する彼女独特の方法が生まれたと考えているんだ。チュウの作品は、中国の女の人と中国のさまざまなイメージから発想したものなんだよ。

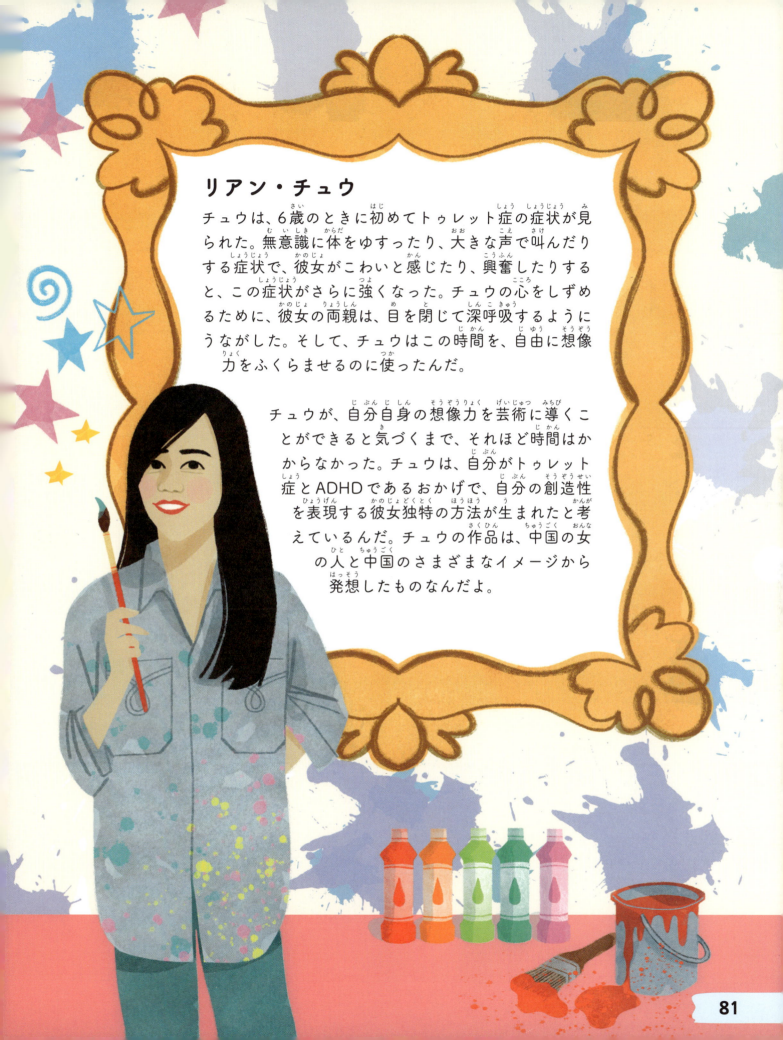

"ちょっと個性的な脳"を持つ人たち

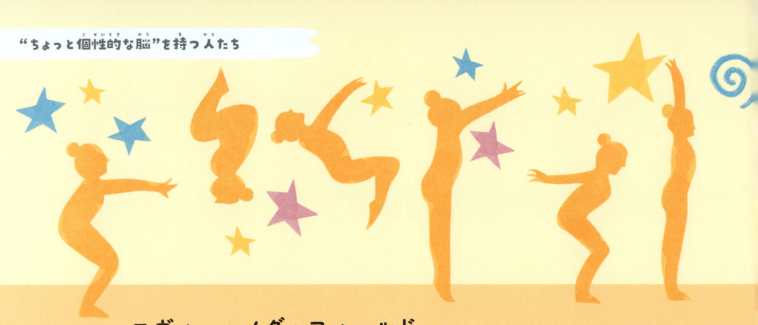

エヴィー・メグ・フィールド

フィールドが、本の執筆者、ユーチューバー（YouTubeに動画を投稿する人）、そしてティックトッカー（Tik Tokに動画を投稿する人）になる前は、将来有望な体操選手で、2011年にはイギリスチャンピオンになっていた。ところが、その後のひどいケガが原因で、体操選手になる夢をあきらめなければならなくなったんだ。それでも、彼女は新たな天職を見つけたんだよ。

マイケル・フェルプス

フェルプスは、学校に通っているとき、集中するのが苦手だった。周りからは、あふれるほどのエネルギーを持てあます、ちょっと"問題のある子"だと思われていたんだ。先生の中には、彼が何かで成功を収めるほど集中できるようになるのか、疑った人もいるほどだった。その後、9歳のときに、フェルプスはADHDと診断されたんだよ。

フィールドは、ソーシャルメディアで、ものすごい数の人にフォローされるようになった。彼女はそれらを使って人々の関心を高め、自分が経験した困難を隠さず紹介することによって、トゥレット症やそのほかの診断にまつわる人々の思い込みが間違っていることを訴えている。また、フィールドは、自分の経験についての本も書いて出版しているよ。

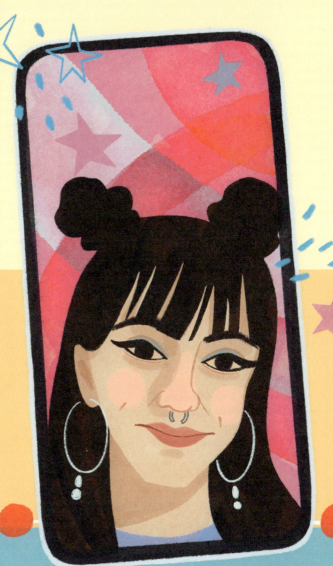

エヴィー・メグ・フィールドは、ソーシャルメディアで1500万人以上の人にフォローされているんだ。

今では、フェルプスは、表彰された数を見れば、歴史上でトップクラスの水泳選手だ。オリンピックのメダルだけでも28個、そのうちの23個が金メダルなんだよ！　彼は、自分がADHDであるおかげで、今の自分があると信じている。フェルプスの成しとげたことは、彼が"成功を収める"以上のすばらしい人であることを示しているよ。

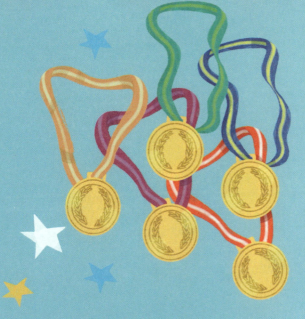

フェルプスは、「マイケル・フェルプス基金」を立ち上げ、水上での安全と、子どもたちの健康的で活動的な生活スタイルを応援しているんだよ。

"ちょっと個性的な脳"を持つ人たち

ハーシュ・ソングラ

ソングラは、コンピュータやプログラミングやゲームなど、自分が得意なことに集中するよう励まされてきた。両親は、ソングラが日常生活で課題をたくさん抱えているらしいことに気づいてはいたけれど、長年の間、その理由を知らなかった──ソングラは発達性協調運動症（DCD）だったんだ。ソングラの家族は、小さな村に住んでいたので、"ちょっと個性的な脳"についての情報を手に入れることが難しかったんだよ。

ソングラは、すべての子どもの親が、こうした情報に触れたり、手に入れたりしやすくする方法を見つけようと決心した。そうすれば、自分のような子どもたちが、より早い診断やサポートを受けられるようになると考えたんだ。そこでソングラは、"My Child"というアプリをつくった。これは、神経発達症や、運動機能や言葉の遅れなどがないか、子どもたちの初期の発達段階を見守るのに役立つものなんだよ。

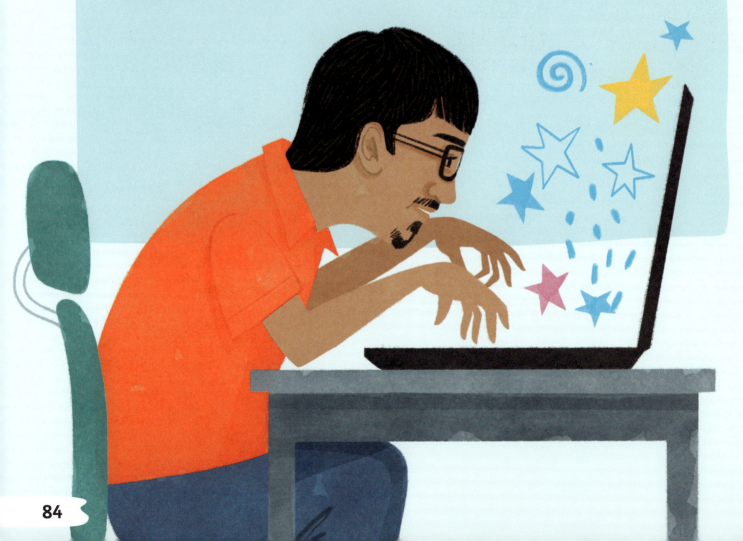

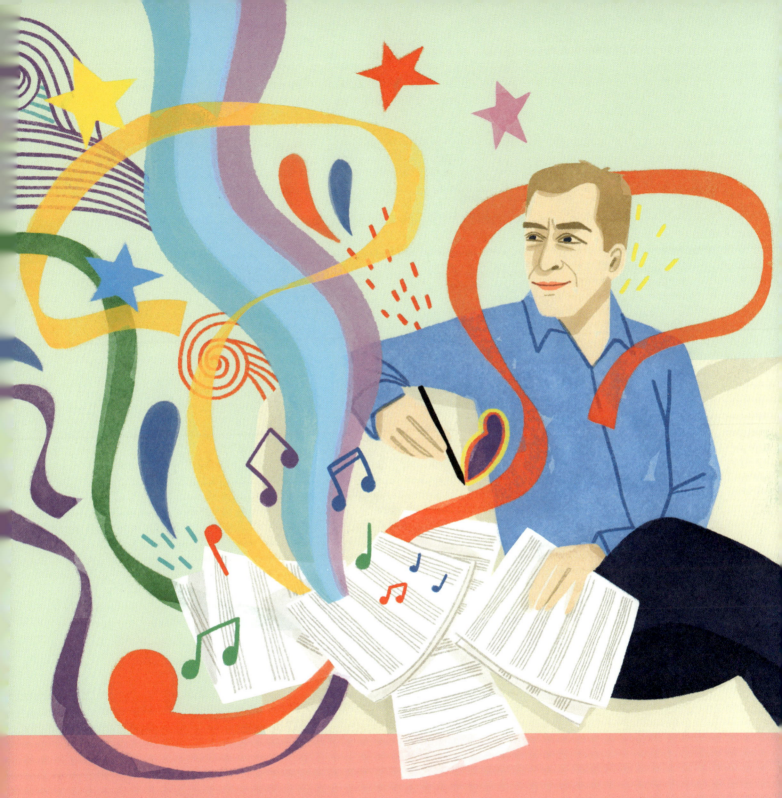

オスモ・タピオ・ライハラ

ライハラは、10代のとき、自分に音楽への情熱があることに気づき、パンクロックのバンドを結成した。彼は、共感覚を持っているので、独特な方法で、音楽を見たり感じたりするんだ。音楽からさまざまな形や図や色を心に思い浮かべ、楽譜に書き起こす前に、自分の音楽が形になっていくのが見えるんだよ。今では、コンテンポラリーミュージックで賞をもらうほどの作曲家になった、ライハラは、音楽を変わった方法で解釈し、それを名曲に仕上げる、自分の独特な能力に恵まれているんだよ。

85

"ちょっと個性的な脳"を持つ人たち

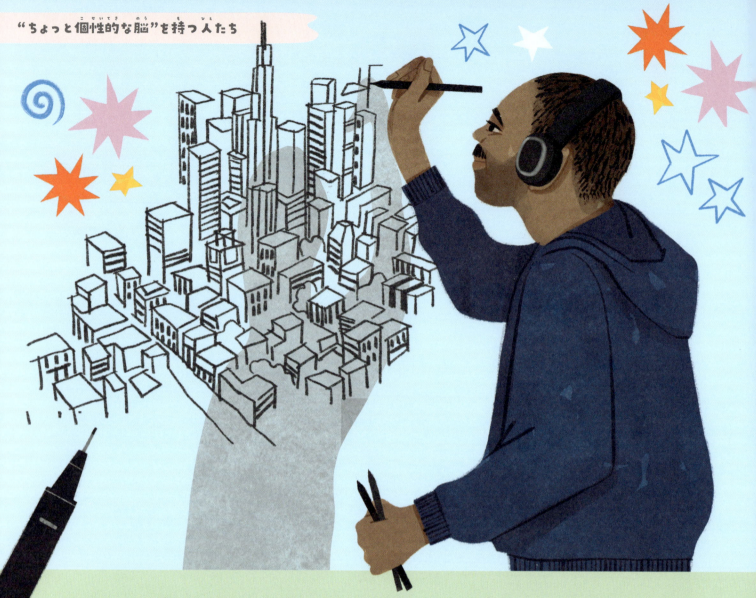

スティーヴン・ウィルシャー

ウィルシャーは、自閉スペクトラム症と診断されているけれど、幼いころから、自分が芸術に、なかでも絵を描くことに惹かれているのに気づいていた。そして、彼がものすごい才能を持ったアーティストであることは、すぐに明らかになった。たくさんのコンテストで賞を取り、8歳のときに、イギリスの首相から作品の創作を依頼されたんだよ。

今では、ウィルシャーは、ペンと紙とヘッドフォンを持って世界中を訪れ、信じられないほど細かく正確な、都市の景観のスケッチを描いている。ウィルシャーの作品を際立たせているのは、作品制作のとき、その都市の上空を短時間ヘリコプターで飛んで見て回ったあと、その記憶だけを頼りにスケッチを描いているってことなんだ！ 2006年、当時のイギリス女王は、ウィルシャーの芸術へのすばらしい貢献に対して、ウィルシャーにMBE（大英帝国勲章の"メンバー"）とよばれる特別な賞を与えたんだよ。

ネスにとっては
"セーフスペース"が
重要だった。それは、
人々から勝手な判断や
批判を受けることなく、
自分らしくいられると
感じる場所のことだよ。

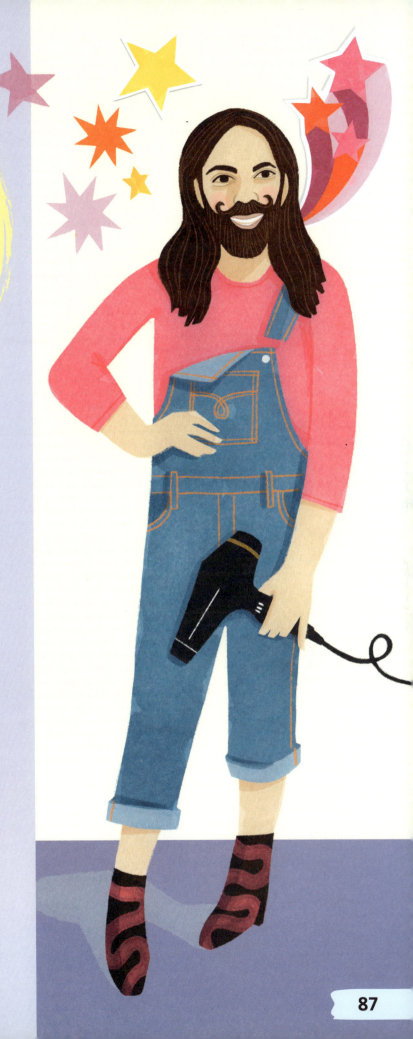

ジョナサン・ヴァン・ネス

幼いころから、ネスは、自分がほかの友だちとは違うことに気がついていた。男である自分が洋服や化粧品などの美しいものに手を伸ばすと、周りの人から否定的な反応をされることが理解できなかった。

女の人らしい行動をすることで、ネスはいじめのターゲットにされることが多かった。でも、理解のある友だちといるときや、好きなことをしているとき、それが自分のセーフスペースだと感じていた。ネスは不安症とうつ病とたたかいながらも、自分の情熱のままにひた走った。

ネスは自分が一人じゃないことに気づき、自分の心の健康を気づかうことに一生懸命取り組んだ。今では、ネスはテレビ番組の司会者であり、「ファブ・ファイブ（fab five）」のメンバーなんだよ。ファブ・ファイブは、人々に元気を与え、自信と自尊心を持たせる手伝いをする人たちのグループなんだ。

脳のメンテナンスをしよう

脳のメンテナンスをしよう

わたしたちはみな、自分の脳のメンテナンス（手入れ）をする必要がある。脳は、驚くほどすばらしいものだよね。だって、脳の働きのおかげで、わたしたちは自分らしい自分でいられるんだから。その脳をベストな状態に保つために、どんなことをしたらいいんだろう？

しっかり水を飲もう

わたしたちの脳のおよそ75パーセントは水分。水を十分に飲まないと、脳の働きが鈍くなって、注意力が弱くなったり、集中するのが難しくなったりするんだよ。水分不足によって、ちょっと怒りっぽくなることもあるんだ。だから、いつでも水分補給をする必要があるんだよ！

やってほしいこと
水筒や水の入ったボトルをいつも持ち歩こう。特に暑い日や、運動をするときは必ずだよ。

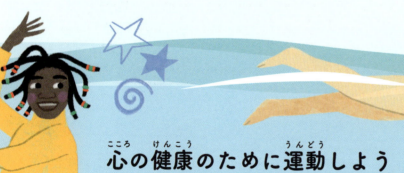

心の健康のために運動しよう

散歩や水泳やトランポリンなど、体を動かすことによって、幸せを感じる脳の働きを高める手伝いができるよ。さらに、運動は集中力を高めるともいわれているんだ——この本を最後のページまで読むのにも、集中力は必要だよね。次にあなたが算数のテストに備えて勉強するときは、始める前にキッチンで思いっきり踊って、あなたの脳を絶好調にする作戦を試してみて！

休けいと回復

適切な量の休けいや睡眠を取らないと、脳の働きが鈍くなり始める。このような場合、集中したり、やるべきことを完全にやりきったり、情報を記憶したりすることが難しくなるんだ。寝ている間、脳は、昼間にあなたが学んだり、おこなったりしたすべてのことを整理し、情報処理しているんだよ。脳の回復には睡眠時間が必要なんだ。

やってほしいこと
寝る前に、スマホやパソコンやゲーム機などの電子機器から離れる時間をつくろう。

マインドフルネスは、あなたの気分や集中力や睡眠を向上させることが証明されているよ。

マインドフルネス

「マインドフルネス」とは、瞑想のように、時間をかけて「今」に心を集中し続けるのに役立つ取り組みのことなんだ。気持ちや感情をしずめることが、あなたの不安を少なくし、もっとハッピーで、よりおだやかな考えが広がるスペースを、心の中につくりやすくするんだよ。

これは始まり、終わりじゃない

これは始まり、終わりじゃない

この本では、脳の働きに関わりのある、たくさんの診断名とその内容について取り上げてきた。また、すばらしいことを成し遂げた人、今もすごいことをやり続けている人も紹介してきたよね。でもこれは、"ちょっと個性的な脳"について、あなたがもっとたくさんのことを知るきっかけであり、"始まり"なんだよ！

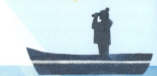

見えないところに発見すべきことがたくさんあるよ。

もし、この本で読んだ中のどんなことでも、もっとくわしく知りたいと思ったら、先生や図書館の司書の人やほかの大人の人に、どうしたらよいか相談するといいよ。わたしたちの脳の信じられないような働きについて学べることは、ものすごくたくさんあるんだ。

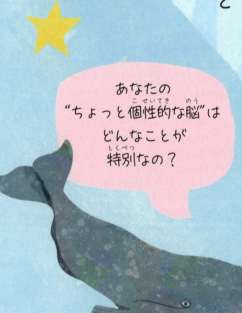

あなたの"ちょっと個性的な脳"はどんなことが特別なの？

90

脳について話そう

この本を読んで、あなたの脳の働き方について考えるようになったら、あなたが心配していることを話しても大丈夫な、信用のおける人に相談するといいよ。ほとんどの場合、わたしたちは自分の体や脳について、ほかの人よりよく知っている。だって、1日24時間、毎日、わたしたちは自分の体や脳と一緒に生活しているんだからね。

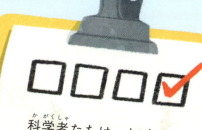

科学者たちは、すばらしい脳についてもっと知ろうと熱心に研究している。最新の研究や考え方は、たえず更新されているんだよ。

この先受けられるサポートや援助やアドバイスについて、相談してみよう。質問したいことはないかな？

自分の家族や友だちについて、何か気になることがないか、チェックするのもいいことだよ。

援助はいつでも手の届くところにある

わたしたちのほとんどは、気分の高まりや落ち込みを経験しているし、この本で紹介した診断名の症状によく似たことを経験しているかもしれない。でもそれは、必ずしも心配があるということじゃない。それでも、あなたが何か心配に思うことがあるなら、あなたが信用できる大人の人に話してみてね。

用語集

アドレナリン
神経系で放出される神経伝達物質としても、ストレスに反応して副腎髄質から分泌されるホルモンとしても働く化学物質。

遺伝子
生き物の性質や体の発達のしかた、体の働き方などを決める"設計図"の役割を果たすもの。親からその子どもに受け継がれる。

うつ状態
極端に悲しい気持ちになり、普段は楽しむようなことでも喜びを感じないような、気分の激しい落ち込みが続く心の状態。

運動技能
「歩く」「登る」のように、体によっておこなわれる特別な動き。

延髄
脳幹の一番下にあたる部分。

エンドルフィン
気分の高まりや幸せを感じたり、痛みをやわらげたりする作用のある神経伝達物質。ホルモンとしても働く。

海馬
記憶の形成に必要な、長くて細い脳の構成部分。

感情
あなたが持つ気持ち。たとえば、あなたに幸せなことが起こったときに心に広がる「幸福感」や「悲しみ」などすべて。

記憶
脳の中にしまわれた、できごとや事実や行動の記録。海馬は記憶を保存したり、記憶をよび出したりするプロセスに重要な役割を果たしている。

器官
一つの仕事をするために一緒に働く細胞の集まり。たとえば、心臓、目、脳など。

橋
脳幹の一部で、「呼吸」「感覚」「痛みを感じる」など、いろいろな働きを持つ領域。

強迫観念
心を占領する、くり返しやってくる、強い考え。

筋肉
伸びたり縮んだりして、体の動きの一つひとつをつくり出す、帯状の組織。

限局性学習症(学習障害、LD)
知的な発達に遅れがなく、視力や聴力などにも問題ないのに、学習に関わる能力(聞く・話す・読む・書く・計算する・推論するなど)のうち、特定のものだけ身につけることが難しい状態。神経発達症の一つ。

心の健康(メンタルヘルス)
心の(精神的な)調子、健康状態のこと。気持ちが軽く、おだやかで、やる気がわくようなときは、心の健康はよい状態だが、気分の落ち込みやストレスが続くような場合、心の健康状態は悪くなることがある。

細胞
体の生きている部分の中で最も小さい単位。どんな人の体も、何十兆個もの細胞が集まってできている。最新の研究では、人間の大人の体には約37兆個の細胞が含まれていると推測されている。

作業療法士
だれかが日常生活や社会活動に必要な技能を身につけたり、それらをよりスムーズにおこなえたりするように助ける人。

視床
目や耳など、体の感覚器官から大脳皮質へ感覚情報を伝えるのに重要な脳の構造。

視床下部
身体機能をコントロールするのに重要な働きをする、脳の中の構造。

シナプス
2つのニューロンが接する場所。ここで一方のニューロンの軸索の末端から、もう一方のニューロンの樹状突起へ神経伝達物質が放出される。

社会
1つのコミュニティとして考えられる、つまり、共有する社会システムの中で一緒に住んでいる、人々の集団。

障害
人にもともと備わっている機能が正常に働かない(典型的な働きをしない)状態で、人の心や体に影響を与えるもの。

症状
体や心が通常通り機能していない状態を示す、体や心のサイン。

小脳
体の動きやバランスを調節するのに重要な働きをする、脳の後ろ側で、大脳の下にある部分。

神経
脳とつながっている、長い糸状の構造で、体中にはりめぐらされている。さまざまな感覚を感じ取って脳に情報を送ったり、筋肉をコントロールしたりする。

神経学
おもに神経系と神経、および、それらの影響によって起こる体や心の状態を扱う、科学の一分野。

神経学者
脳を含む神経系を研究する人たち。

神経系
体の中の神経の系統（同じ働きをする器官の集まり）。脳は、神経系の中で最も大きい器官。

神経伝達物質
ほかのニューロンや細胞に情報を伝えるために、ニューロンから放出される化学物質。

頭蓋骨
脳のまわりを囲み、脳を支えて守っている骨構造。一般的には「ずがいこつ」と読むことが多いが、解剖学では「とうがいこつ」と読む。

スペクトラム
はっきりした区切りのない連続する範囲。2つの極端な状態の間に何かを位置付けるために使われる"ものさし"の役割となることがある。

脊髄
脊椎の中を通っている、中枢神経系（CNS）の一部。脳と体の間の情報の伝達と処理をおこなっている。

脊椎
背中を一列に並んで通る、短い骨の集まり。普段は「背骨」とよばれているもの。

大脳
中枢神経系（CNS）の上の部分にあたり、脳の最も大きい部分で、感覚と運動機能をコントロールしている。

大脳皮質
たくさんの複雑な脳の働きに重要な役割を果たす、大脳の外側の層にあたる部分。4つの脳葉に分かれている。

大脳辺縁系
感情と記憶に関係する、脳の構造のグループ。扁桃体・海馬などが含まれる。

多様性
いろいろな種類や傾向のものがあるこ

と。また、ある集団の中にさまざまな特徴・特性を持つ人がともに存在すること。

中枢神経系（CNS）
脳と脊髄を合わせた部分。

中脳
脳と脊髄の間にある、脳幹の一番上の領域。

定型発達
脳の働きが「典型的」で、ほかの大部分の人たちと同じような能力を持っていると考えられる状態、またはそのような状態の人。

ドパミン
体の動きや感情に重要な働きをする、脳内の神経伝達物質で、幸せを感じる「報酬系」とよばれる神経系で中心的な役割を果たしている。ホルモンとしても働く。

ニューロダイバーシティ
脳の多様性。すべての人の脳にはそれぞれ違いがあり、個性がある、という考え方。

ニューロン（神経細胞）
神経系を通じて体中にメッセージを伝えるため、電気信号をつくり出したり、神経伝達物質を分泌したりする細胞。

脳
神経系の主要な部分であり、体の各部分で取り入れた感覚を受け取ったり、情報を処理して保存したり、体の動きをコントロールしたりする器官。

脳科学
脳の働きを研究する学問。特別な機械を使って脳の中を調べたり、モデルマウスを使用したり、たくさんの分野がある。

脳科学者
脳の構造や機能について研究する人たち。

脳幹
心拍や呼吸のような、人間が生きていくうえで欠かせない働きをコントロールす

る、脳の底の方にある領域。

脳葉
大脳を目立つ溝で区分けした領域のことで、全部で6種類ある。そのうちの4つは、大脳皮質を区分けした脳葉で、後頭葉・前頭葉・頭頂葉・側頭葉という。

非定型発達
脳の働きの一部が、いわゆる「典型的」ではないと考えられる状態、またはそのような状態の人。

不安
ものすごく心配したり、緊張したりするときの感情。

併存（または、合併）
1人の人が、同時に2つ以上の診断名を受ける状態。

扁桃体
感情（特に、「恐れ」の感情）を感じるのに重要な役割を果たす、脳の小さい領域。

ホルモン
体の一部の働き方を変えるために、血液の中に分泌される化学物質。

マインドフルネス
過去や未来のことや人からの評価などを考えず、自分に「今」起きていることだけに意識を集中し、ありのままを受け入れること。また、そのような状態になるような練習（瞑想など）。

マスキング
意図的に隠したり、変装や偽装（事実とは違うのに、それが本当の姿のようにふるまうこと）をしたりする行動。

ミエリン（髄鞘）
ニューロン（神経細胞）の軸索のまわりをつつんでいる、脂肪質の層。

理学療法士
運動やそのほかの技術を使って、だれかの体の動きがよりよくなるよう助ける人。

93

索引

あ行

悪夢 57
味、味わう（こと） 13, 19, 37, 52
アドルフ・クスマウル 49
アドレナリン 22, 23, 24, 92
アブー・アル＝カースィム・アッ＝ザフラウィー 69
アラミンタ・ロス 75
イカ 8
痛み 15, 23, 92
遺伝 27, 30, 43, 44, 92
イライラする 59
色 52
ウィリアム・スウィーサー 70
ヴォルフガング・アマデウス・モーツァルト 73
うつ状態 61, 92
うつ病 59, 68, 87
右脳（右大脳半球） 17
運動（スポーツや体を動かすこと） 23, 57, 59, 88
運動機能 44, 65, 84, 93
運動チック 62, 63
運動療法 37
エヴィー・メグ・フィールド 82, 83
延髄 16, 92
エンドルフィン 23, 92
オイゲン・ブロイラー 36
オキシトシン 23
汚言症 63
オスモ・タピオ・ライハラ 85
恐れ 19, 25, 93
音楽 17, 52, 73, 85
音声チック 62, 63

か行

海馬 18, 92
カイメン 9
カウンセリング 77
化学物質 22, 23, 93
書く（こと） 45, 47, 53, 80
学習 22, 38, 43, 46, 48, 53

体のバランス 16, 44, 47, 65
感覚 13, 15, 19, 37, 52, 64, 92, 93
環境 30, 39, 54
感情 15, 18, 19, 35, 40, 58, 59, 61, 64, 70, 89, 92, 93
記憶 4, 13, 15, 18, 38, 40, 47, 48, 56, 89, 92
聞く（こと） 13, 19, 52, 54
気持ち 4, 51, 59, 61, 63, 70, 89
休けい 56, 89
橋（脳橋） 16, 92
共感覚 52, 85
共感力 47
協調運動 16, 44, 47, 53, 65
強迫観念 60, 92
強迫行為 60
強迫症（OCD） 60
空腹感 18, 19
薬の処方 43, 59, 63
クライネ・レビン症候群（KLS） 57
グリア細胞 20
くり返し行動 37, 60
グルタミン酸 22
グルニヤ・エフィモヴナ・スチャレヴァ 36
車椅子 65
計算 15, 92
芸術 17, 31, 81, 86
ゲーム（スポーツの） 45
ケリー・バーネル 80
研究 12, 17, 43, 51, 68, 77, 91, 92, 93
限局性学習症（学習障害、LD） 48, 53, 92
言語 15, 17
言語症 54, 55
言語聴覚療法 37, 47, 65
行動 18, 22, 26, 30, 31, 35, 36, 37, 39, 40, 60, 64, 68, 92, 93
後頭葉 15, 93
行動療法 43, 63
幸福感 22, 23, 92
興奮 22, 35, 63, 81

交流 36, 37, 39
コーチング 43
呼吸 13, 16, 19, 92, 93
心の健康（メンタルヘルス） 35, 51, 59, 60, 61, 68, 77, 87, 88, 92
心の健康に関わる歴史 68, 69, 70, 71
古代エジプト人 68
古代ギリシア 69
骨相学 69
言葉の理解 37, 54, 55
コミュニケーション 13, 37, 39, 65

さ行

作業療法 37, 47, 65, 92
左脳（左大脳半球） 17
さわる（こと） 13, 15, 19, 37, 52
算数・数学 53
サンティアゴ・ラモン・イ・カハール 71
暫定的チック症 62
ジェイソン・プラテンシス 69
シエナ・カステロン 76
視覚的思考 38
視床 19, 92
視床下部 19, 92
姿勢 16, 65
持続性チック症 62
シナプス 20, 21, 22, 92
自閉スペクトラム症（ASD） 26, 32, 33, 36, 37, 38, 39, 76
集中力 38, 40, 48, 58, 89
ジュディ・シンガー 71
消化 13, 16
衝動 41, 60, 63
小脳 14, 16, 92
情報処理 14, 15, 24, 48, 53, 54, 93
ジョルジュ・アルベール・エドゥアール・ブルータス・ジル・ド・ラ・トゥーレット 63
食欲 59

ジョナサン・ヴァン・ネス 87
自律機能 16, 19
神経学 69, 92, 93
神経伝達物質 22, 23, 92, 93
診断 31, 33
心拍（心臓の拍動） 16, 19, 23, 93
シンボルマーク 32, 65
水分補給 88
睡眠 16, 23, 56, 57, 59, 70, 89
睡眠時随伴症 57
睡眠時遊行症 57
睡眠障害 56, 57
睡眠麻痺 57
推論 49, 53
数字 52, 53
好ききらい 11, 13, 30
スキンシップ 23
スティーブン・ウィルシャー 86
ストレス 63
スペクトラム＜ニューロダイバーシティ＞ 30, 93
性格 11, 13, 30, 31
精神衛生 70
整理整頓 40
セーフスペース 35, 87
世界保健機関（WHO） 71
咳 16, 62
脊髄 16, 93
絶望 59
前頭葉 15, 93
双極症 61
想像力 33, 42, 81
ソーシャルメディア 77, 83
側頭葉 15, 93

た行

体温調節 16
体性感覚 15
大脳 14, 15, 16, 17, 18, 92, 93
大脳辺縁系 18, 24, 93
「たたかう」か「逃げる」かの反応 23, 24
短期記憶 18
チック症 62, 63

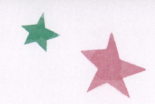

注意欠如多動症（ADHD） 4, 26, 31, 39, 40, 41, 42, 43, 71, 81, 82, 83
　多動-衝動性が強く見られる人 41
　多動-衝動性と不注意がともに強く見られる人 41
　不注意が強く見られる人 41
中脳 16, 93
聴覚情報処理障害（APD） 54
長期記憶 18, 47
疲れる（こと） 19
定型発達 26, 27, 93
ディスカリキュラ 53
ディスグラフィア 53
ディスレクシア 31, 39, 48, 49, 50, 51, 53, 76, 80
てんかん 64, 75
電気信号 21, 22, 93
動作（筋肉や体の動き） 13, 16, 19, 21, 65
頭頂葉 15, 93
動物の脳 8, 9
トゥレット症 63, 70, 81, 83
トーマス・ウィルス 69
ドパミン 22, 24, 93
ドロシア・ディックス 70

な行

ナルコレプシー 56
ニューロダイバーシティ 26, 27, 30, 32, 33, 71, 72, 93
　——の啓発と受け入れ 71, 77
　——の研究と理解 77
　——の歴史 68, 69, 70, 71
　——をたたえよう 76
　——・セレブレーション・ウィーク 76
ニューロン（神経細胞） 20, 21, 71, 92, 93
寝言 57
脳科学 12, 13
脳幹 14, 16, 18, 93
脳細胞 20, 21, 64, 71
脳性麻痺（CP） 65

脳と体 24, 25
脳のダメージ 27, 65, 75
脳のメンテナンス（手入れ） 88, 89
脳葉 15, 93
脳梁 17
のどが渇く（こと） 19

は行

ハーシュ・ソングラ 84
パターンに気づく能力 38, 49
爬虫類 9
発想力 31, 38, 42, 47, 49, 60, 61
発達性協調運動症（DCD） 26, 39, 44, 45, 46, 47, 84
話す（こと） 15, 37, 54
パニック 58
ハリエット・タブマン 75
反応 22, 23, 24, 25, 26, 36, 37
非定型発達 25, 26, 27, 93
ヒポクラテス 69
平等な機会 71
平等な権利 71
ヒル 8
不安 19, 22, 35, 57, 58, 60, 89, 93
不安症 31, 58, 59, 60, 87
フォニックス 50
不眠症 56
フランツ・ヨーゼフ・ガル 69
プレイセラピー 37
フローレンス・ナイチンゲール 74
併存（合併） 31, 93
ベンジャミン・バネカー 72, 73
扁桃体 19, 93
北米神経科学学会 71
歩行器 65
ホルモン 19, 22, 23, 93
本能 18

ま行

マイケル・フェルプス 82, 83

マインドフルネス 59, 89, 93
マスキング 34, 35, 43, 93
マッコウクジラ 9
まばたき 16, 62
マリア・ミハイロヴナ・マナセイナ 70
ミラーリング 35
無意識 57, 81
メラトニン 23
メルキオール・アダム・ワイカード 40
問題解決 47, 49, 60, 72

や行

夜驚症 57
読む（こと） 48, 50, 51

ら行

リアン・チュウ 81
理学療法士 47
レインボーカラーのインフィニティ・シンボル 32
レストレスレッグス症候群 56

アルファベット

ADHD →「注意欠如多動症」を参照
APD →「聴覚情報処理障害」を参照
ASD →「自閉スペクトラム症」を参照
CP →「脳性麻痺」を参照
DCD →「発達性協調運動症」を参照
LD →「限局性学習症」を参照
OCD →「強迫症」を参照

95

おわりに

おわりに

この本の著者について

ルイーズ・グッディングは、非定型発達の"ちょっと個性的な脳"の持ち主で、日々、その特性とともに暮らす生活を楽しんでいる。

ルイーズは、にぎやかで、支離滅裂で、整理整頓ができない子どもだった。でも、実は、すばらしい能力を秘めていた（それをどうやって引き出すか知っていれば、ね）。大人になって、ルイーズは、自分がADHD（注意欠如多動症）だと知り、突然、それまでのさまざまなことが全部そのためだったんだと納得できて、すっきりした。そして、そうした自分自身の経験が、ニューロダイバーシティと「障害」といわれているものに対する、支援者として、活動を始めるきっかけとなった。そして、公開討論会で話をしたり、もっとだれにでも読めるような子ども向けの本の必要性について、記事を書いたりしてきた。

ルイーズが記事や本を書いていないときは、たいてい、家族と過ごしている。旅行をしたり、景色を楽しみながら散歩したりするのが大好きで、ついつい本を大量に買ってしまうくせがある。

ルイーズは"本の妖精"でもある。ほかの人が見つけて楽しんでくれるように、地元の街中に本をそっと置いておく活動をしているんだよ！

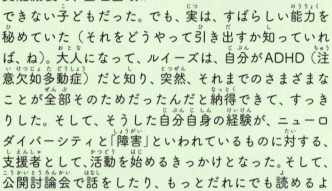

DK would like to thank:

Polly Goodman for proofreading, Helen Peters for the index, Abi Luscombe for editorial assistance, Dheeraj Arora for help with jacket finishes, and DK's Diversity, Equity, and Inclusion team for their valuable input.

Louise Gooding would like to thank:

Seb, Katie, Ellie, Amelie, Mum, and Dad for your continued support and encouragement. I love you all. Jenni, for putting up with my random messages and requests. Alnaaze, Tracy, and Kati for letting me waffle on about the many rabbit holes of research I disappeared down. A quick shout out to WIZurich, Write Magic, and The Good Ship. My agent Chloe, for believing in this project and finding it such a great home. Clare, Claire, Penny, and everyone at DK, it's been an absolute pleasure to work with such an amazing team and to have been so warmly welcomed. Thank you to the booksellers who have been so encouraging and excited by my work, and to Ruth Burrows for all her gorgeous illustrations and bringing everything to life! And lastly, my readers, I hope you've enjoyed exploring wonderfully wired brains with me!

All images © Dorling Kindersley

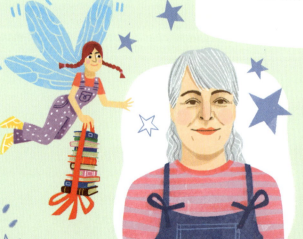

イラストレーターについて

ルース・バローズは、イギリスのリンカンシャー州にあるスタジオで作品を生み出している。ルースの本業はイラストを描くことだけど、作品を作って自分のアートショップで売ることも楽しんでいる。ルースは、自分の庭に居心地のよい小さなログハウスを建てて住んでいるんだよ！